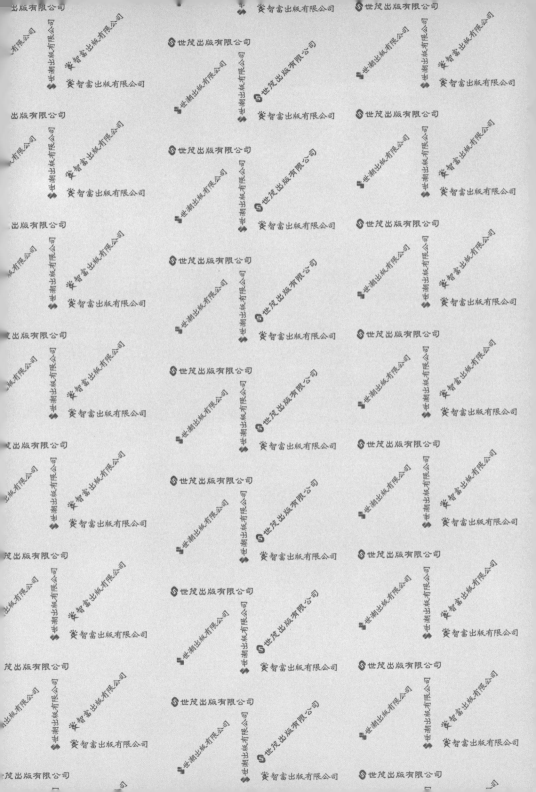

吃糙米尚健康 II

糙米茶更有效

暢銷書作者
李承翰◇編著

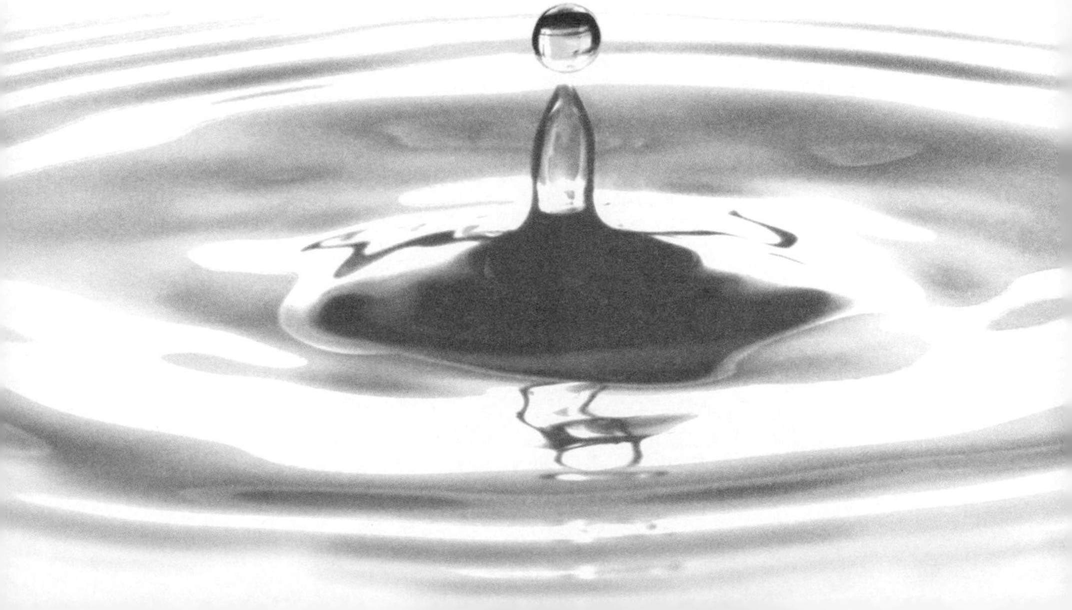

前言

現代我們的飲食生活是越來越講究精緻和美味了，各式琳瑯滿目的食品充斥坊間。但以健康的觀點而言，這些經過加工精緻的食品，卻是導致現代人疾病叢生的元凶。

近來，醫療專家不斷透過媒體，傳達天然、粗糙的食物才是長壽保健之道，並提供充分的臨床實證的資料和數據。不由得不讓人相信，唯有自然的保健之道才是合乎健康的法則，人們一味追求精緻、美味的飲食，真是捨本逐末的做法。

以米食為主的亞洲人，米飯是不可或缺的食物。但我們在普遍享受精白米的美味之下，卻忽略了維他命和礦物質均高於精白米的糙米。

基於糙米堅韌的素質，不易消化和吸收，於是經由醫療專家的提倡和推廣，將糙米炒過，或研成粉末沖泡成茶飲，製作出非常美味又營養的食療保健食品。

本書利用許多醫療數據和臨床實證，介紹真正符合現代人飲食的糙米茶飲用法，是值得大力推廣的現代人飲食療法。

目錄

目錄

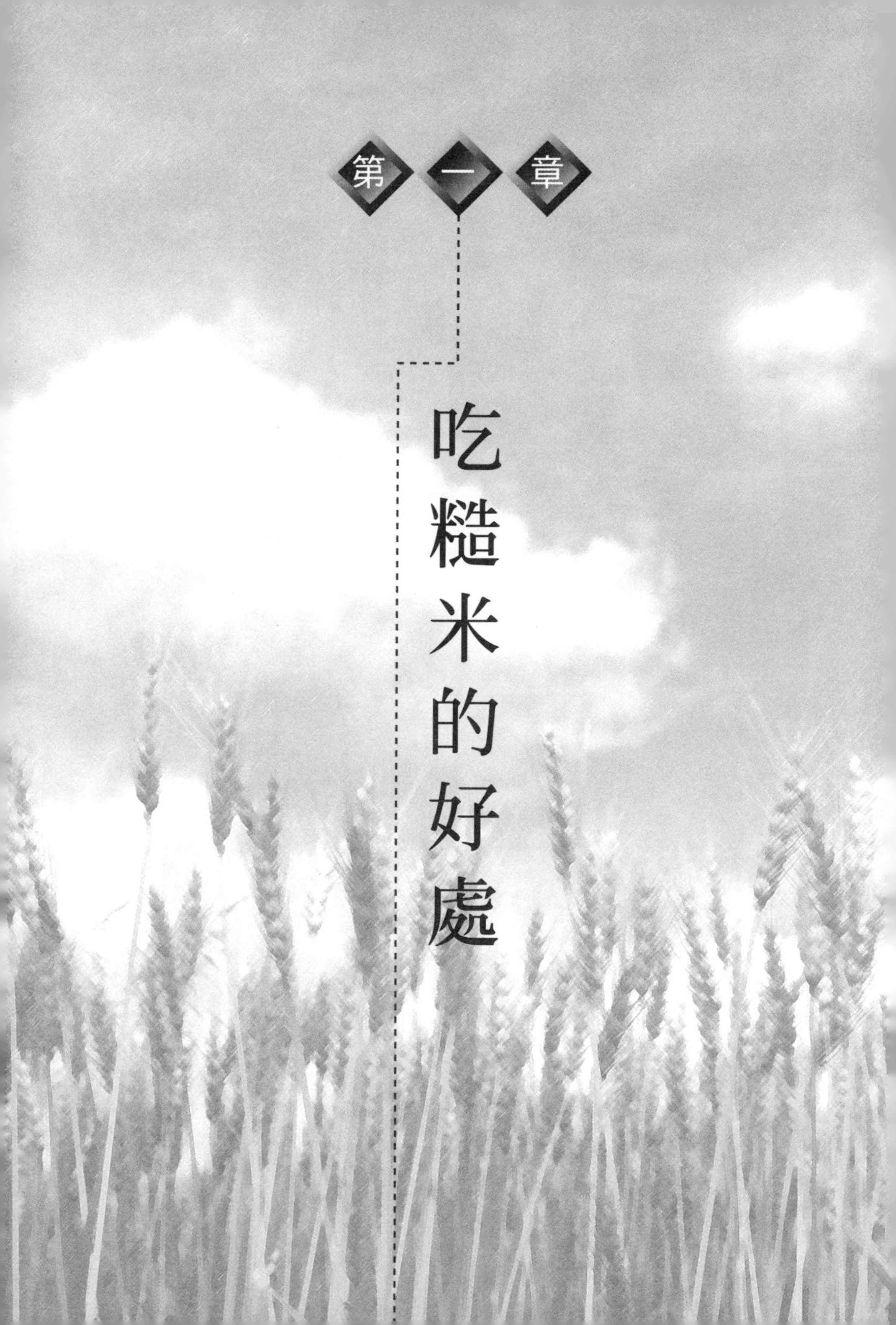

第一章

吃糙米的好處

第一節　文明拋棄了寶貴的胚芽

在論及糙米食與白米食這個問題時，必需把主食的米穀與副食並列在一起討論才行。因為米穀是否有胚芽，將直接影響到副食的質與量的緣故。

不過，想一舉把主食與副食比較討論，實在幾近於不可能的一件事情。所以我們暫時把副食的討論挪後，先來比較糙米與白米的優缺點。

人類自許為萬物之靈，不過基於某一意義來說，這個世界再也沒有比人類更愚蠢的生物了。

所有的野生動物都基於牠們的本能，按照自然的法則穩健的生活著，但是人類自以為很聰明，濫用小智慧，反而違反了宇宙的法則，偏離了正道。就以捨棄糙米吃白米這事來說，就使筆者痛感到人類的「不夠聰明」。

把糙米與白米混雜著灑給一群雞，那些雞必定會先挑糙米吃。等到糙米完全被吃完以後，牠們方才會吃起白米。

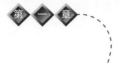

雞能夠憑著牠們本能的智慧，判斷糙米與白米的價值。而人類吃了百年以來的白米，仍然沒有察覺到它的缺陷，可見人類的智慧尚不能稱為萬物之靈。

選擇糙米的聰明麻雀

倡導糙米食的一位學者曾經做了一項實驗。他把一盤糙米以及一盤白米放置於庭院裡，然後躲在一旁觀看。結果他發現有很多麻雀在啄糙米，而白米卻只有一隻麻雀在啄食。真是叫人想不透，小小的麻雀竟然有那麼大的智慧！

管理米倉的一位先生透露——每當米倉堆放白米時，出沒於米倉的老鼠都有脫毛的現象，看起來渾身似乎很潮濕，而且皮膚又紅腫又潰爛。

最叫人感到不可思議的是——捕食這些老鼠的貓也同樣有脫毛、皮膚紅腫潰爛的現象。

但是，自從米食改堆放糙米以後，就不再有脫毛、皮膚潰爛的老鼠以及貓。這兩則事實表示——白米與糙米的營養價值有著天壤的差別。而麻雀與雞憑著

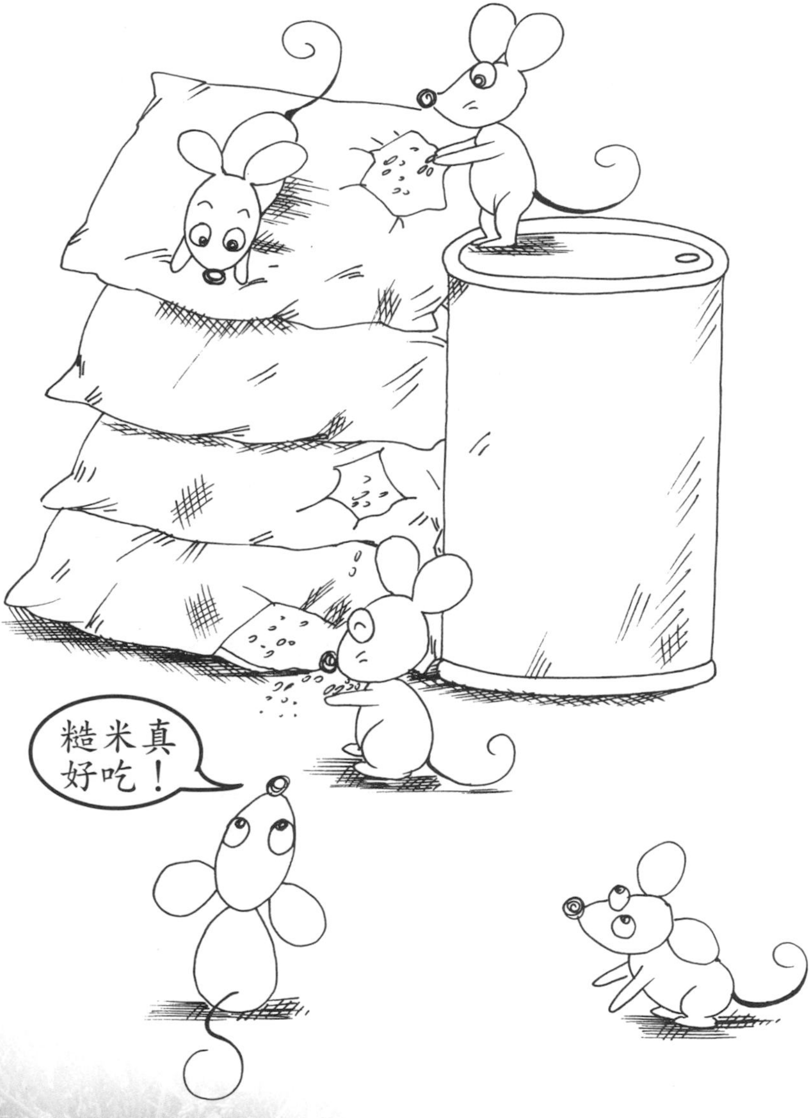
糙米真
好吃！

牠們的本能知道這個事實。

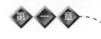

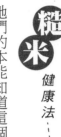

吃白米飯的缺點

1. 維他命B_1極端的少。
2. 澱粉的黏性很強，所以會增加胃腸的負擔。
3. 只含有極少量的礦物質，易導致身體機能的不健全。
4. 酸性很強，會使體質酸性化。
5. 纖維含量極少，所以不具有整腸的作用。
6. 吃白米飯時，對鹽分的要求會增加，易使內臟增加負擔。

第二節　糙米是「活著的米」

關於白米與糙米的價值方面的差距，可以憑營養分析而知曉（將於後述）。然而，最為根本性的不同為——糙米是「活著的米」，而白米並非如此。

對於「活著」與「非活著」的差別，卻是不能憑科學的分析而斷定，因為生命本身是超越科學的一種存在。

舉一個例子來說，雞蛋有所謂的「有精卵」與「無精卵」。市售的雞蛋幾乎全部都是無精卵。「有精卵」為「活著的蛋」，只要給它加溫，就能夠孵出小雞，而給「無精卵」加溫的話，只會使它腐臭而已。

換句話說，「無精卵」是沒有生命力的蛋。然而在營養分析方面，「有精卵」與「無精卵」的價值相同，它們所含有的卡洛里量也相同。由這一件事實不難獲知，以卡洛里為主的現代營養學仍然有它的缺陷。

所謂的「生命力」，乃是超越科學認知的一種存在，乃是一種很神秘的東西。那麼，「米穀活著——沒有活著」，到底是指哪一回事呢？

關於這個問題，恰有如雞蛋一般，不外是指——「有沒有繁衍後代的能力」。關於這一點，使用米穀做為例子來說明，更容易叫人理解。

以白米與糙米來說，在形狀上不相同，只要經過營養分析，就可以明瞭兩者之間的差異。

所謂的「五穀」都是植物的種子。所謂的「種子」都內藏著下一代的生命。只要把植物的種子撒在土壤裡，它們就會發芽，扎根而成長，等到結果之後，又會留下種子。也就是說，種子內藏著永久的生命。

正因為種子具有生命力，方才能夠養我們，使我們能夠活著。米、麥、豆類、粟子都是有生命之物。說到此地，大家當能夠理解白米是沒有生命力的東西。因為白米並非種子。

糙米的構造可分作胚芽部與胚乳部，在容積方面大約是一比九。外面有一層皮保護著。如果捨棄外皮與胚芽，只留下胚乳部者稱之為白米。

第三節　營養的寶庫——胚芽

米最重要的中心部分為胚芽。顧名思義，所謂的「芽」，乃是生出新生命的部分。胚芽就等於人類肚子的部分。只要憑營養分析也可以獲知，米所具有的種種營養就集中於此地，也可以說是營養的寶庫。

糙米沾了水就會發芽，但是白米在沾了水以後只會腐爛。這是因為白米的外皮與胚芽都被削掉，已經不再是種子的緣故。白米是一種遭受到「破壞的米」，它已經不是大自然所創造的米。

糙米會發芽，所以它是名正言順的「活著的米」，白米不再會發芽，因此它是百分之百的「死米」。

「白米」的兩個字橫寫就會變成「粕」字。因為它的營養以及內藏著生命的部分被破壞殆盡，因此把它形容成「粕」也不為過。

至於「糠」這個字，在米字的右邊加上「康」字。吃了米糠（糙米的外皮）就能夠保持健康。創造中國文字的古人其睿智實在叫人佩服。

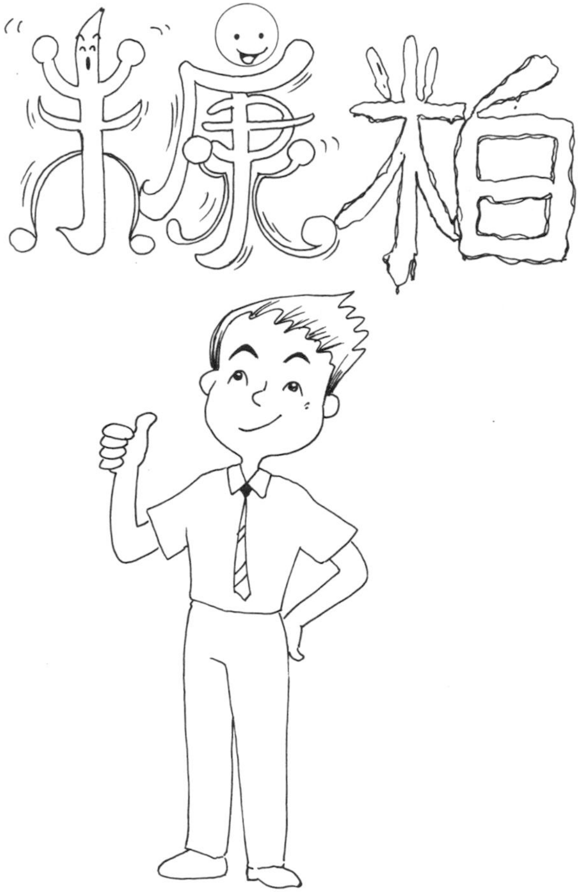

第四節　因爲是活米，味道才可口

有道是「沒有生命的食物不能當成養命之糧」。也就是說——生命必需靠著有生命之物養活。

所有的生命都有一種吃「活物」的本能。這是生命的一種欲求，也是自然界的大法則。

舉一個例子來說，蠶不吃枯萎的桑葉。牠們只吃含有豐富水分的生桑葉。如果把枯草與新鮮的綠草混合著餵牛的話，牛必定會挑選新鮮的綠草吃。以米來說亦不例外。如果一個人的本能健全的話，他必定會喜歡吃糙米而非白米。事實上，與絕大多數人的想像剛好相反，糙米遠比白米美味可口。那麼，為何糙米飯比白米飯更美味可口呢？關於這一點，與營養價值的不同有關連，然而根本的原因在於——糙米在還未被煮以前，還是一種活米的緣故。

把糙米做成白米再吃，就等於把「活米」做死再吃。可說是非常愚笨的行為。這就等於把新鮮的魚放入冷凍庫裡，隔了好久以後才取出來食用一般，實在愚笨得可笑。把糙米製成白米再吃，原則上就等於放棄吃鮮魚的做法。

我相信每一個人都吃過很多種的豆類。豆類都是活著的食物。它們都是種子，都具有發芽的能力。

那麼，以米飯為主食的東方人，為何不吃具有發芽能力的糙米呢？為何必需先毀掉它的生命力，方才吃它呢？

人類的本能或許也跟麻雀與雞一般喜歡吃糙米。想不到吃了那麼久的白米，也不曾感覺到有什麼不對勁！很可能是過度模仿歐美的生活方式，以致使我們的本能睡著了。或者原來的本能被扭曲了！

那麼，時常吃糙米又有什麼好處與功效呢？

關於這一點，不妨以自己的身體去領悟。有生命的食物對生體的作用，只能憑身體的感覺去領悟。

第五節　糙米所含有的「活性類脂」

科學沒有辦法把握以及詮釋生命的奧秘。但是，科學仍然能夠探索生命的種種跡象。

糙米為「活米」的事實。也具有科學方面的證據，那就是它含有「活性類脂」(LiPoiD)。

所謂的「活性類脂」只存在於「活」的食物裡。舉一個例子來說，貓的食物老鼠只有在活的時候才具有活性類脂，至於死老鼠的「類脂」，則已經失去了「活性」。

非活性類脂已經喪失了活力，再也沒有任何的效力，所以貓不吃已經死的老鼠。

以米穀方面來說，只有活的糙米才具有活性類脂，也就是說唯有糙米才含有活性類脂，已經死去的白米已經沒有了活性類脂的存在。

「活性類脂」也可以稱之為「生命的要素」。

活性類脂具有特殊的功能、特殊的性質，以及生理方面的機能。

1.活性類脂為脂肪與水的中間物質，可以溶解於水與脂肪裡面。

2.活性類脂為固體與液體的中間物質，雖為微細的液體結晶狀。

3.活性類脂為有機體與無機體的中間體，雖然含有多量的無機分，卻具有「有機物」的形態。

4.活性類脂居於死物與生物的中間體，看起來不像生物，卻能夠有生物的作用。

正因為如此，只要有此種的活性類脂，脂肪與水就會溶和，同形物會被液體化，無機物會被有機化，死物會被生物化……就如此這般，它具有無限的魔力，能夠使地面上數之不盡的生物繁盛下去。

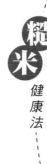

這種不可思議的「魔力」，一開始就以無機、有機的中間體出現，製造出有機物，接下來，出現於微細的植物界，逐漸地發展以後，動物界也蒙受到它

的恩惠，人類從擁有活性類脂的糙米、蔬菜獲得無限生機，繁衍後代。

動物（包括人類）再把死的排泄物還給植物界，植物再憑著其「魔力」生出活性類脂，再度把它獻給動物界。

人類就食用著具有「生之力」的食物生存，一代又一代永遠的傳承下去。

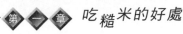

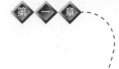

第六節　白米和糙米的營養比較與分析

「有生命之米」的營養價值

對於所謂的「糙米有生命，白米沒有生命」的說法，或許有不少人是第一次聽到。不過，聽到這種說法時，很可能有不少人會表示震驚吧！

不過，一旦論及糙米與白米的營養價值時，絕大多數的人都知道白米無法與糙米相提並論，因為糙米的營養遠比白米豐富多了。

說起來或許你不相信，現今活在都會的年輕人，仍然有一些人認為——稻米在脫殼後就會變成白米呢！

正因為如此，無知的認為白米的營養價值比較高的人，或許還有不少呢！

其實，糙米的營養價值比白米高出很多，而且這已是很普遍的一項常識。

不過，一旦提到糙米的營養價值高出白米多少倍時，能夠正確地答出來的人，恐怕為數不多了。很多人都認為差距不會太多，甚至有人認為——差不了多少嘛！兩者的營養含量都差不多啦！

這也難怪。一般人從年幼時就開始吃白米，雖然如此，並沒有陷入營養失調的狀態，身體也還算健康。在這種情況之下，很難發覺白米的缺點。

食用後才知糙米的價值

事實上，也不一定非要憑著科學方面的資料才能了解糙米與白米之間的營養差距，因為只要吃了糙米之後，你就會心知肚明的緣故。

一旦以糙米替代白米的話，吃飯的量就會減少很多。一般說來，大約可以減少一半。同時也會變成不太喜歡吃油膩的食物，尤其是肉類。

這兩種明顯的變化已經足夠證明糙米與白米之間的差別。

正因為可以以身體去實際體會，所以不需要知道數字方面的資料。

兩種不同的數値——糙米與白米的營養比較

實施糙米食以後，就可以憑身體體會到糙米的價值。待體會之後，再去察看科學方面的資料。如此一來，就可以更清楚地了解。

（以下的數值都是一百公克中的含量。單位為毫克）

1.蛋白質——糙米七、一〇〇，白米五、四七〇（白米所含的蛋白質比較少，所以必需多吃，但易導致過食之害）。

2.脂肪——糙米三〇、二〇〇，白米六〇〇（因為糖含有油脂，所以會變成不喜歡吃肉類與動物性脂肪）。

3.糖分——糙米七〇、五二〇，白米六五、四〇〇（由於維他命完全的被糖化，所以不會想吃甜的東西）。

4.灰分——糙米一、二四〇，白米三四〇（能夠使肌肉結實）。

5.食物纖維——糙米一、〇〇〇，白米三〇〇（幫助腸胃蠕動，去除宿便）。

6.鈣質——糙米二一，白米一七（淨化血液，形成骨骼）。

7.磷——糙米三三二，白米一八六（形成腦神經必要的成分，並且能使記憶良好）。

8.鐵——糙米二，白米一（防止貧血，製造紅血球的成分，對強化骨骼與細胞有幫助）。

9.鎂——糙米七五，白米六〇（對於骨骼與細胞的強化有幫助）。

10.維他命B_1——糙米五〇〇~一二〇，白米五四（不足時會引起腳氣、消化不良、疲勞、腦力會遲鈍）。

11.維他命B^2——糙米六六，白米三三（不足時成長會停滯，並且會引起口角炎、口內炎、舌炎）。

12.泛酸——糙米一、五二〇，白米七五〇（使腦筋良好，不足將招致皮膚病）。

13.葉酸——糙米二〇，白米一六（缺乏時會招致貧血，白血球減少症。被使用於治療腫瘍）。

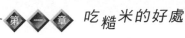

14.維他命B_6——糙米六二〇，白米三七（多含於胚芽、酵母，被應用於治療酸毒症）。

15.維他命K——糙米一〇、〇〇〇，白米一、〇〇〇（不足將引起血液凝固）。

16.維他命L——糙米少許，白米不含有（不足會引起用乳的不足）。

17.維他命E——糙米少許，白米沒有（不足會招致不妊症，以及男人的精力不足）。

18.菸酸——糙米四、一〇〇，白米一、〇〇〇（不足會引起皮膚病、肺炎、下痢、神經痛）。

19.生物素——糙米一二，白米八（不足會引起脫毛、步行困難）。

20.肌醇——糙米一二、四〇〇，白米一一四（能夠使胃腸的運動正常）。

21.卡洛里——糙米三四〇，白米三四一（兩種米的卡洛里含量幾乎相同）。

22.膽鹼——糙米一一二、四〇〇，白米五九、〇〇〇（多含於胚芽，不足會引起肝硬變）。

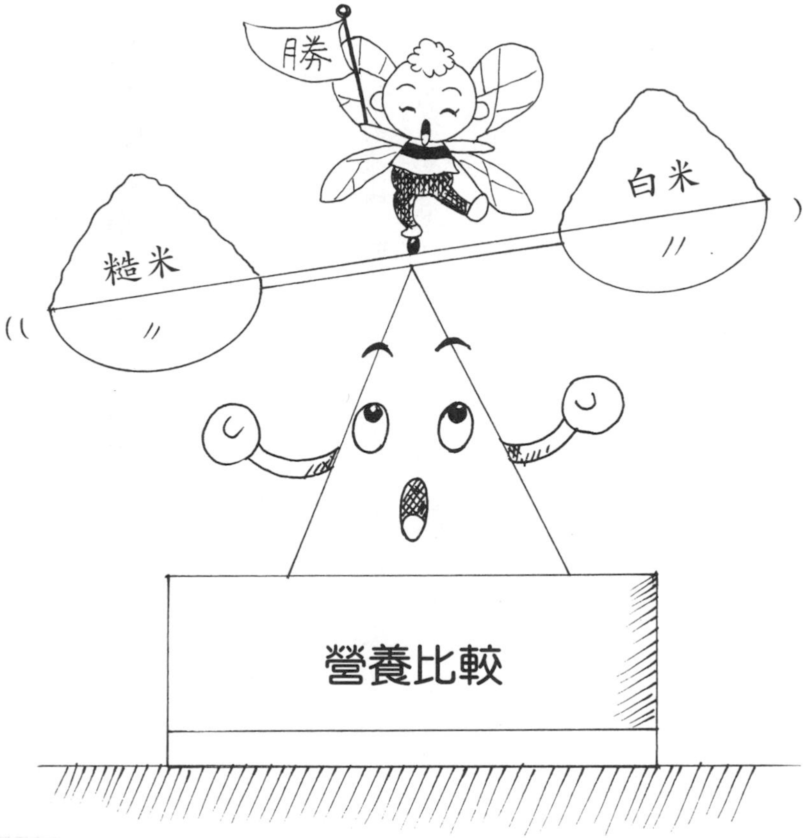
勝
糙米
白米
營養比較

第七節　值得懷疑的卡洛里營養學

成為現代營養學主幹的卡洛里學說，實在值得懷疑，恰有如前面所述——有精卵與無精卵的例子一般。

基於以上的營養比較來說，關於卡洛里的價值方面，糙米與白米相差不多，不過有關於各種的營養素含量方面，實在有很大的差距。如此一來，卡洛里似乎並不適合表示各種食物的價值。

最好的例子為白砂糖。單以卡洛里方面來說，砂糖的含量可說非常之高。但是針對健康方面來說，白砂糖只有百害而無一利。不僅是白砂糖而已，凡是卡洛里特別高的食物，多數對人體並沒有益處。

如果卡洛里真能夠表示食物價值的話，那麼，吃白米就可以了，何必去吃糙米呢？

第八節　生命能夠還元於數量嗎？

總而言之，卡洛里學說犯了一種致命的錯誤。

它的最大錯誤是——以兩種不同的意義言及食物的內容，再把它還原於數量，接著以數量表示出來。這正是它根本性的錯誤。

因為生命、健康、食物……等的價值，絕對不能使用單純的數值表現出來的。

產生這種錯誤的根本性原因，在於把食物當成單純的能源（燃料），恰有如汽車的汽油一般捕捉的緣故。

食物並非單純的燃料，因為它們能夠成為我們身體的血液以及細胞。汽油怎能成為汽車的一部分呢！正因為如此，兩者的意義、作用完全的不同。

汽油的性能、作用可以用數值表示。但是以跟我們生命同化的食物來說，絕對不能使用這種單純，又充滿機械性的思考。

食物的「質」必需當成第一要義思考。歐美人與東方人比起來，對於事物的看法傾向唯物論與機械論，在思考方面比較缺乏深度。

所謂的卡洛里學說，就是從這種唯物與機械論思考所產生的。如今，歐美人對這種想法開始省思，已漸漸倡導低卡洛里食。

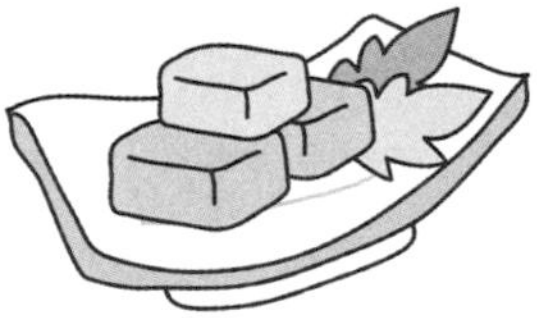

第九節　吃糙米的第一步

或許你對「糙米食」很關心，很想試一試。不過，基於種種的緣故不能立刻實施。儘管如此，心裡很想親自去感受糙米的價值與味道。諸如這樣的人，不妨試試吃糙米飯以前的「入門食」。

與白米比較起來，糙米的最大價值（味道）就在胚芽，因此不妨到超市購買糙米胚芽（小麥胚芽也行）。然後，使用開水沖泡糙米胚芽。不必使用任何的調味料吃吃看。

沖泡好的糙米胚芽吃起來甜甜的，不過，那種滋味絕對不同於砂糖等的人工甘味。白米捨棄了這種的甜味（也就是營養），因此，白米吃起來絕對沒有美味的道理。

如果店裡有「糙米甜酒」的話，不妨也買回來喝喝看。這種酒喝起來很甜美，這也就是胚芽的價值。

吃糙米的第一步，就是先嚐嚐糙米胚芽與糙米甜酒的味道。

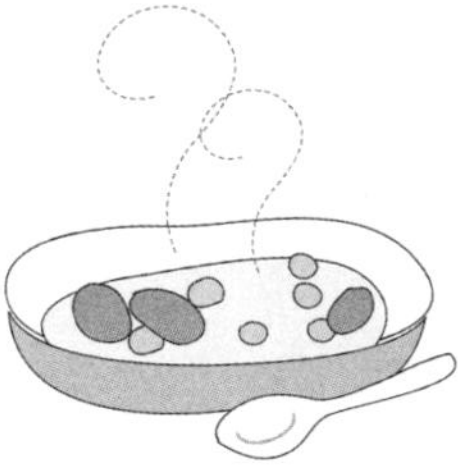

第十節　糙米所具有的抗氧化機能

維他命E所以被稱之為「不老的維他命」，不外是因為它能夠克制活性氧，避免它引起人體內組織的變質，並且能預防老化的緣故。

因為活性氧是人體不可缺少的物質，所以我們不能完全的避開它的為害。不過，在生活方面儘量避開活性氧為害的人，以及不懂得避開活性氧為害的人，對於中年以後的人生將有很大的差距。

換句話說，這兩種人將度過不同的晚年。前者絕大多數會安詳而健康的走完人生路程。而後者呢？將為癌症、心臟病、過敏性疾患、痴呆等的成人病糾纏不休，，而痛苦的結束一生。

現代人都知道，活性氧與種種的疾病息息相關。同時也明白攝取含維他命E豐富的食物，可以避免疾病，健康地度過一生。這種的攝食方式也成了現代生活習慣之一。但是，維他命E進入體內時，一旦被游離基物質奪去電子以後，維他命E本身就會變成自由基，而變成不安定。

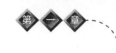

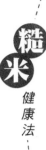

維他命E在自由基化以後，很容易傷害到組織，如果能夠從維他命C獲得電子的話，維他命E就會還原而變成安定。而那些自由基化，已經變成不安定的維他命C，將以水溶性維他命的方式，與尿液一起被排泄出來。

換句話說，欲提高維他命E的機能，必需同時攝取維他命C。

糙米並不含有維他命C，所以吃糙米的人，必需適度的攝取維他命C。

糙米含有非常優秀的抗氧化物質——維他命B複合體。糙米飯吃起來叫人感覺到味美，都是植物性脂肪（麥幾乎不含有）所使然。不過這種脂肪很容易氧化。

如果糙米的胚乳時常曝露於外的話，在收穫以前它必定會氧化而變質。為了保護胚芽乳，胚乳的周圍有萬全的抗氧化機能；它就是維他命B的複合體。糙米所含有的這種維他命B複合體，作用類似維他命E，乃是很優秀的抗氧化物質，對於防癌、預防各種現代病很有幫助。

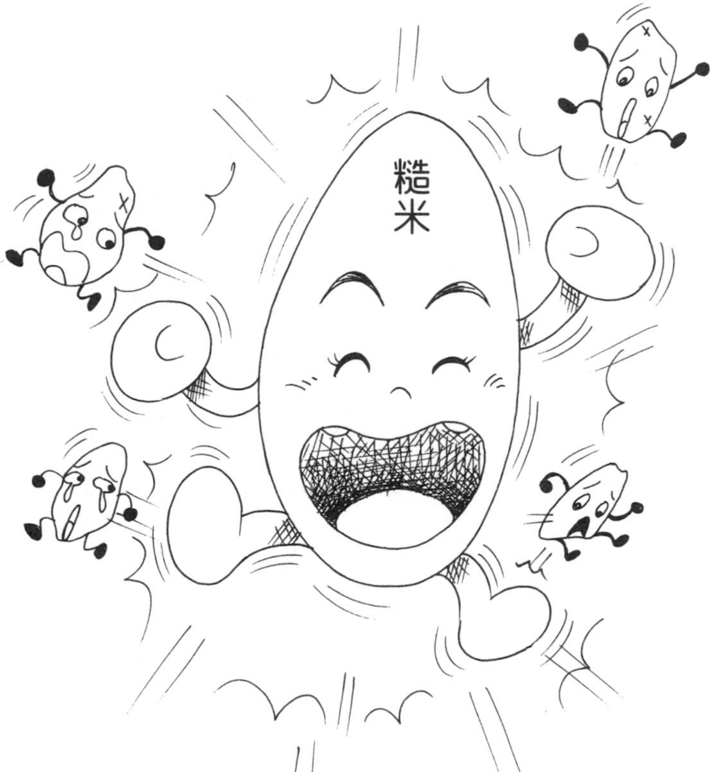
糙米

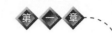

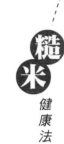

第十一節　糙米所含的平衡性礦物質能夠增強生命的反應力

由於食品工業的發達，人類的食生活改變了很多。這也是現代病盛行的最大原因。尤其是人類所攝取的礦物質失去平衡，更是招致各種疾病的原因。

地球上，目前已經有一〇二種的元素被發現。其中構成人體者有五十四種，而其中的十一種元素佔了人體的九十九・九％以上。

主要的營養素有──①糖質──由碳素（C）、氧氣（O），以及水素（H）三種構成。蛋白質則由──碳素、氧氣、水素以及窒素四種構成（有時加上硫黃）。這四種的元素在量方面，已經涵蓋了生命的全部。

然而剩餘下來的元素群，並非是「可有可無」的東西。這以外的元素也就是所謂的微量營養素（指礦物質），在量方面必需保持平衡的狀態。

就以骨骼與牙齒的礦物質來說，最重要的是——磷、鈣以及鎂的量必需保持平衡。

以細胞內外的物質效果來說，鈣、鈉有著密切的關連，而在細胞膜的電位保持方面，鈣與鉀是不能短缺的。

人體內所包含的微量礦物質方面，尚有運輸氧氣的鐵（血色素的原料）、骨骼成長所必要的錳，以及血色素生成所必要的銅。

種種的健康情報已經顯示——這些微量元素所引起的反應，乃是生命活動所不可或缺者。

不過，即使如此，人體所必要的礦物質仍然不夠充分。因為所謂的超微量元素還有四十三種呢！主要者有——硒、碘、鋇、水銀、鉻、鋁……等等。這裡面也包含一些號稱毒性金屬的元素。

那麼，這些超微量元素在人體內又有什麼作用呢？關於這個問題，人們仍然在研究之中。不過在經過調查研究過後，專家們已經知道——它們跟種種酵素的作用有關連。

雖然只有超微量也行，但是不足時，酵素圓滑順暢的活動就會受到妨礙，不僅無法防止細胞的癌化，甚至很容易引起過敏性疾患。

尤其是很容易發生活性氧。

以食物污染以及環境荷爾蒙之害增加的現代社會來說，體內礦物質平衡崩潰的危險性很高，以致微量元素與超微量元素的重要性日益受到注目。

但是，這種微量元素的適量攝取很難。如果以藥物的方式攝取，很可能會招致中毒的危險，唯有從食品攝取比較安全。舉一個例子來說，鋅很受到重視，但是以藥品的方式攝取的話，很可能會導致中毒。

很多種的元素，在我們的身體會發生作用，正好證明我們的身體由大自然中產生，吃著大自然之物進化。

糙米不僅是一種高能源的食物，又很平衡地含有生命所需要的種種礦物質（碳素、氧、水素、鈣、鈉、鎂、磷）等。

只要時常吃糙米，對增進健康、預防與克服疾病，必定有所幫助。

第十二節　糙米的纖維素能增進腸的健康

腸的健康關連著生命全體的強弱。關於這一個事實，相信知道的人一定很多。

糙米碾成白米的過程中，被捨棄的米糠含有非常豐富的食物纖維，而對我們現代人的健康來說，食物纖維是一種必要的成分。

只要把糙米飯當成主食，每天吃一、兩次，就可以提高現代人的健康，並且很有效的克服便秘體質。

吃糙米的主要功效大致如下：

1. 能排泄體內的有毒物質。
2. 補助其他營養素的吸收。
3. 培育對人體有益的細菌。

4.合成維他命。
5.抑制對人體有害的惡菌。
6.縮短糞便通過腸內的時間（解除便秘）。
7.減低大腸的內壓。
8.降低膽固醇與中性脂肪的血中濃度。
9.預防與改善肥胖。
10.使尿素氮（BUN）正常化。
11.使血糖值正常化。
12.能夠適當而均衡地攝取微量元素。
13.幫助減肥。

現代病與腸的健康（便秘的狀態）有很密切的關係。

第一，使腸內潔淨與淨化血液有著密切的關連。如無法使血液淨化，則不能提高免疫力，同時也不能使所有的生命機能圓滑的進行。現代病的根源都在於血液。

腸是大自然給我們的生命力之源。正因為如此，偏離自然法則的生活方式，將使腸部萎縮與疲勞。結果，血液將失去潔淨，甚至背負種種的毒素，以致不能順暢地循環於全身。

血液循環一旦不順暢，勢將使免疫力降低，並引起種種的疾病。

食物纖維會左右腸的健康。食物纖維一旦感到不足，將招來種種的疾病，而糙米的食物纖維含量很豐富，只要時常吃它，又可增進腸的健康，減少疾病的發生，何樂而不為呢？

現代的人不但極少吃糙米，就連白米飯也不敢吃，原因是怕胖。食生活缺乏纖維質，又不敢吃米飯的結果，以致腸部的毛病不斷，又遭受到便秘的糾纏，可說是愚不可及的做法。

所謂「營養」這種東西，原該是被吸收後活用，就以現代生活來說，不被吸收只被排泄的食物纖維，也算是一種很重要的「營養」。

第十三節　糙米複合碳水化合物所含有的威力

動物性食品真的很重要嗎？

有不少人聽到「想健康的話就吃糙米飯」時，總認為——「那是老掉牙的想法」，或者「根本就是迷信」。總而言之，一開始就不相信。

那些不認為糙米有驚人作用的人們，總是有他們的理由。

他們掛在嘴邊的一句話是——「為了健康著想，必需時常攝取動物性蛋白質。因為碳水化合物只能夠變成卡洛里而已，所以對它不必重視。」

那些人認為肉類才是活力的來源。關於這一件事情，最好的證明是長久以來以肉食為習慣的歐美人，他們的體格與體力都勝過亞洲的食米民族。

至於現代歐美人多罹患成人病，這些人也說，這不能歸罪於大量的肉食，而是歐美人攝取的卡洛里太多……。

就以現代的父母來說，為了給自己的兒女好體格、好體力，都儘量的給子女油膩的肉類吃，極少人會給孩子糙米飯吃。

這些父母的想法是——給孩子吃的東西都會變成血與肉呢！這就好像在說，吃海藻會叫人長出很多頭髮一般。事實上，只要稍有知識的人就不難知道，不管吃多少動物的肉，絕對不會原原本本的成為人體的肌肉。

反過來說，象、馬、牛等草食動物，雖然完全不吃肉，但是牠們還是保持著那麼龐大的體軀。以所謂的三大營養素來說，牠們只吃碳水化合物與纖維，但是牠們在體內形成了很強壯的肌肉。

由此可見，複合碳水化合物對生命來說，乃是一種非常重要的活力源。

一個肌肉男之死

不久前，各媒體競相報導一個肌肉男的死亡。這一位渾身充滿肌肉的男士死亡時只有三十六歲。他以前時常在電視上演出，也拍過電影，死因是低血糖所導致的急性心不全。

這位渾身肌肉都很發達的A先生，大學外文系畢業。他一面鍛練肌肉，一面在演藝圈活躍。曾經在健美先生選拔中獲得第二名。以三十六歲的壯年，以及鍛練成渾身的肌肉來說，A先生應該距離死期還很遠呢！

不過，只一心一意在鍛練肌肉的A先生的飲食方式，實在偏離我們想像的常識太遠了！

他的飲食內容，除了水分之外，竟然有五十％屬於蛋白質，脂肪也佔了五十％，碳水化合物（糖質）竟然是零呢！

A先生把這種比例的食物，每天分成十次食用。此種飲食法不可能不出事。前後有好多次他被送入醫院。這一次被送入醫院後，就成了不歸之人。

我們的身體除了水分以外，幾乎全部由蛋白質與脂肪形成，其比例為五十％對五十％。不過，一般人並沒有採取與身體組織內容相同的飲食。

實際上，我們的飲食有半數以上屬於碳水化合物。脂肪與蛋白質只佔十到十五％而已。

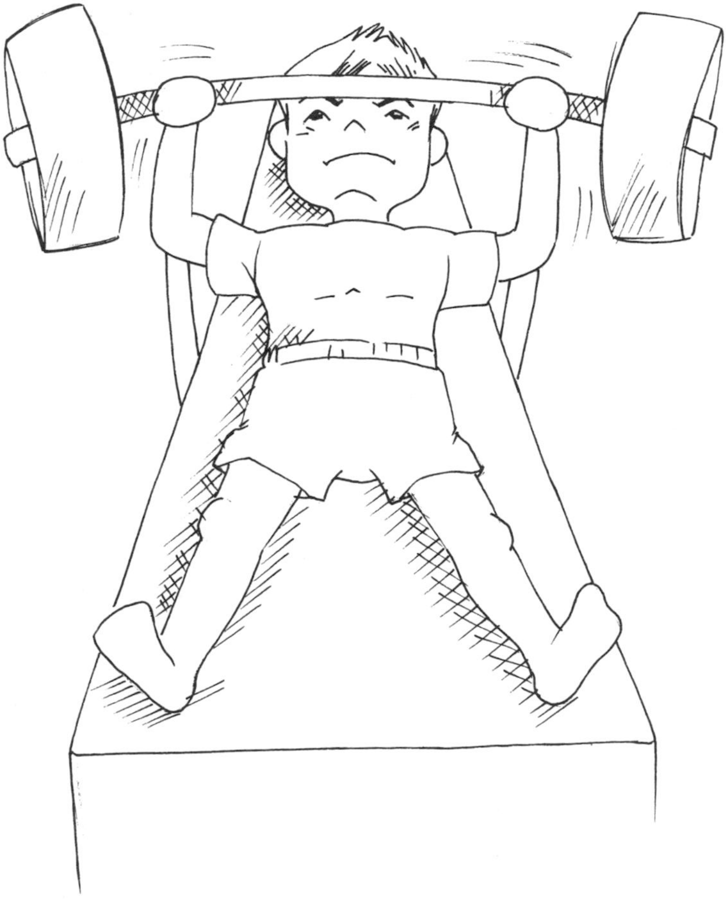

以這種碳水化合物為主的飲食，方才是正確的營養攝取方法，無視於碳水化合物的飲食非常的危險。

因為碳水化合物（糖質）才是營養素的中心。脂肪與蛋白質也能夠成為能源，但是其效率不及碳水化合物。

同時，碳水化合物也是腦部唯一的營養素。如果以其他的能源替代的話，營養將不能到達腦部，因此會使人陷入低血糖狀態，使腦的功能產生毛病。

碳水化合物除了從食物攝取之外，亦能夠貯藏於肝臟與肌肉。不過，不能貯藏於肝臟太久。

像A先生一般，好幾個月都維持著不攝取碳水化合物，又不斷的鍛練肌肉的話，由於蛋白質的過剩，腎臟與肝臟將逐漸的受到傷害。

吃太多蛋白質，必定會出現很多的氮殘留物（氨、胺、苯基等）。這些殘留物會增加血液尿毒氮，不但會增加肝臟的負擔，同時也會侵犯腎臟。過一段時間之後，肝臟與腎臟就會被大舉的破壞，引起嚴重的肝病或者腎不全。

無法被吸收的蛋白質會腐敗

換句話說，所謂的「高蛋白飲食」本身就有問題。

就算吃含蛋白質很豐富的肉，人類的腸也不能把那些蛋白質完全的吸收。我們從食物攝取的蛋白質，將由氨基酸（蛋白質的原料）所分解，身體只會吸收蛋白質原料的氨基酸。

接下來，我們的身體會使用氨基酸這種原料，合成自己的蛋白質。

我們現在來做一個比喻——如果以火柴棒搭成的一間房子比喻成蛋白質的話，那麼，氨基酸就是每一根的火柴棒。我們由食物所攝取的蛋白質並非自己的家，正因為如此，原原本本的把那些蛋白質吸收的話，它們將變成異物，而會引起過敏性反應。

如此，我們的身體會使用酵素，使蛋白質變成零碎的火柴棒狀態，再把它們吸收。

不過，人類本來就是雜食性的動物，並非單純的肉食性動物，所以沒有足夠的酵素被用於分解肉類的蛋白質。

在這種情形之下，被吃進去的蛋白質，將有不少會通過消化器官被排泄出來。而滯留於腸內的蛋白質，將由腐敗菌所食而被分解。在這個過程中會產生所謂氮殘留物的毒素。

只吃肉類的話，大便與屁會變成很臭，這是因為腸內引起腐敗現象的緣故。雖然吃了很多的肉類，但是被當成氨基酸而被活用者的非常有限，多數會導致腸內腐敗。

腐敗而產生的毒素將由腸管吸收，而污染血液。所以身體會感到很疲勞。癌、過敏性疾病、糖尿病等的現代病，都是以這種的原因而引起。

所以不宜攝取太多的蛋白質、碳水化合物才是真正重要的營養。光憑這一點，就不難知道吃糙米能夠帶來很多的好處，能夠強身，還能夠防治疾病。

第十四節　糙米的複合碳水化合物能夠合成蛋白質

說到此，或許有些人會認為——大量攝取碳水化合物的話，勢將難以確保蛋白質的來源。「氨基酸結合就會變成蛋白質」的說法，一直是牢不可破的常識，除此以外，蛋白質就無法被合成。

但是到了最近，專家好不容易才獲知——我們從糙米所吸收的複合碳水化合物，進入體內就會變成糖類，而形成蛋白質。

我們從食物所獲得之糖質，不被當成能源使用，而剩餘下來時，將進入肝臟而變換成肝澱粉被貯蓄下來。

肝澱粉欲完全燃燒的話，非有糙米的維他命B群不可。白米缺乏維他命B群，所以只會大量的製造乳酸。這種乳酸一旦進入肌肉，將製造出骨節酸痛、疲勞等，對健康易有負面的作用。

大量吃肉的歐美人，總是會使人聯想到肌肉很發達的身體，而看起來他們的體力似乎也很不錯。

但是在日本的戰國時代，日本人只吃糙米，他們幾乎完全不吃肉類，但是他們身體的肌肉很發達，又具有堅忍的耐性，能夠體力十足的與敵人交戰好多天。光是這一點，吃肉的歐美人就很難以做到了。

糙米的複合碳水化合物與豆腐、味噌、納豆等蛋白質的配合，堪稱為絕妙的組合。這種食法，不但可使肌肉發達、體魄建全，更能夠培養堅忍不拔的性格。

我們大可不必採取只能增加身體負擔的高蛋白食，最好採取不會增加身體（消化器官）負擔的糙米食，再配合以適量的菜餚，以便養成能戰勝現代病的現代人體魄。

第十五節 白米與糖尿病、過敏性疾患以及暴力的關係

使現代人陷入不幸的所謂「現代病」，不僅只有癌症而已。一切的「現代病」都是從吃精白米、動物性食品開始。只要常吃糙米，所謂的現代病就不會再猖獗。

就以糖尿病來說，所謂成人型的糖尿病，大都是由遺傳性、肥胖、運動不足、焦躁緊張等重疊在一起而發生。

糖尿病最叫人感到恐怖的是——一旦發覺罹患了這種病就很難完全治好，而必需一輩子都注意血糖的控制。如果稍微怠慢的話，動脈硬化就會加速的進行；而一旦發現腎不全就必需洗腎；罹患網膜症的話，很可能失明；罹患神經炎的話，很可能要切斷下肢；合併心臟病，則可能會加速死亡。

同時，罹患花粉症、過敏性皮膚炎、氣喘等過敏性疾患的人也在日益的增加中。

在以往，過敏性疾患屬於特別的疾病。如今則變成有如風邪一般，很多人罹患。

如此這般的現代病並沒有明顯的「敵人」。我們已經知道，癌症是以癌細胞為「敵人」，但是它並非從外部侵入，而是病人本身的細胞在作祟。

如今，各醫院充滿了罹患慢性病、現代病的患者。而且不止是成年人而已，就連孩童也變了樣，變成很容易動怒、衝動、暴力問題層出不窮。

關於成年人容易罹患疾病，免疫力的明顯下降，以及孩童層出不窮的暴力問題，都與「吃」的問題大有關連。

對於孩童的暴力問題，專家們從種種的角度分析、檢討。關於這一種的現象，專家們認為——跟父母給孩子吃的食物有關連。

例如吃白砂糖的話，血糖值就會急速的升高，以致在精神方面會呈現出不安定的狀態。

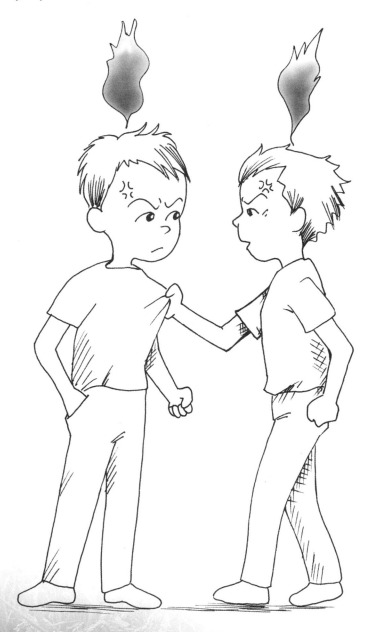

就有一些學者專家們蒐集了孩童犯罪方面的資料，加以分析研究的結果，終於獲知——那些不止一次有暴力行為的孩童以及青少年們，都不約而同地大量攝取砂糖。不過改變了他們的食生活（少吃砂糖）以後，他們都很明顯的沈著下來，再也不會去犯暴力行為。

除此以外，像礦物質失去平衡以及維他命的不足，也會引起精神方面的不安定，對刺激的忍耐性會減弱，變成沈不住氣。

現代的孩童對主食不重視，到了街頭就亂吃一些垃圾食物。在這種情況之下，不出問題也難。只要使食物正常，人類的身心就會回歸到正常的狀況。

現代人忘記了一件很重要的事情，那就是吃具有自然生命力的，又充滿了營養的食物。關於這一件事情吃糙米最為理想。因為它除了具有抗病的種種藥效之外，還具有很多的未知成分呢！

第十六節　白米與癌症的關係

罹患癌症而死亡的人逐年在增加。

在以往，亞洲人死亡的第一位原因是腦中風。而在第二次大戰後，隨著經濟的發展，人民的食生活變成豐富，開始大吃動物性食品。結果，罹患腦中風的人減少，但是，罹患癌症的人卻日益增多。

到了一九八五年以後，癌症變成亞洲人的第一個死亡原因。如今，四個病者之中，大約有一個人死於癌症。

一直到目前為止，癌症仍然是很難以治好的疾病。使用抗癌劑的治療方法將給病患帶來痛苦的副作用。癌症到了末期，病患更會感到痛苦。尤其是年輕的癌症病患，癌轉移、擴大的速度更快。

有關於癌的研究仍然一直在進行，但是它仍然是最叫人害怕的一種現代病。

以亞洲比較先進的國家來該，大約有二十五％的人口死於癌症。

最大的原因是吃白米，而並非吃糙米。聽了這種的說法以後，很多人必定會感到驚訝，認為這是不可能的一件事情吧？然而這卻是鐵一般的事實。

「不會吧！往昔的人（指二次大戰前後）不也是吃白米嗎？他們並不吃糙米呀！但是那時的人很少罹患癌症呀！」

這種的想法是正確的。

不過，白米加上豐富的菜餚之後，將變成容易引發癌症的食生活。為何吃白米不好呢？因為它是酸性食品的緣故。同時它也缺乏生命全體性的營養，屬於一種「無生命食品」的緣故。最後的一個缺點是——它很可口美味。

白米飯就算不加任何調味品也很好吃。只要加一些鹽做成飯糰，不管成年人、孩童都喜歡吃。如此美味的食品，除了白米飯以外，恐怕再也找不到了。

而且，白米飯配上油膩的動物性食物，以及食物性脂肪的話，將變成更為美味。就算只淋上一些醬油，加入一個生雞蛋也會變成很可口。

但是吃糙米飯時就大不相同了。因為糙米外皮（米糠）含有很豐富的脂肪，因此吃糙米時，不會想去吃動物性食品，只要搭配一些醬菜、或者味噌湯就足夠了。關於於這一點，只要吃過糙米飯的人必定有同感。

結果，吃白米飯時，人人都愛講求美食；而吃糙米飯時，只要粗食就能夠滿足了。以前的人雖然也吃白米飯，但是罹患癌症的人很少，這是菜餚方面比較粗糙的緣故。

往昔，亞洲人以罹患胃癌者最多。但是隨著罹癌人口的增加，罹患胃癌的比例越來越低；相反地，肺癌、大腸癌、胰臟癌、肝癌、乳癌卻急速的增加。

這種背景的一個絕大原因是——亞洲人吃了大量的動物性食品。不管在世界任何地域所舉行的——有關癌症的疫學調查，結果都顯示：隨著動物性食品攝取的增加，癌症患者也會跟著增加。

白米屬於酸性食品，所以又搭配以肉類等的動物性食品的話，身體就會跟著逐漸的酸性化。同時，生命全體所需要的營養成分，在量的方面將失去平衡。

這種現象，將使活性氧之害增強，使致癌性的頻度增多。正因為如此，應該少吃白米，而多吃糙米。

第十七節　糙米的營養成分最適合人體的每一部分

糙米在經過三大消化液（唾液、胃液、胰液）的處理之後，就要進入被吸收的階段。話雖如此，健全的人體不可能急速又草草的吸收。因為在加了上述的三大消化液之後，得加上膽汁、十二指腸液以及腸液，再進行細密的消化吸收作業。如此的作業方式，與糙米的所有成分達成目的之作業不約而同。

相比之下，現在的營養學提倡每天攝取三十種以上的食品。如此的做法，不僅沒有考慮到各食品營養與生命的關連性，同時也沒有考慮到消化秩序。

在這種情況下，消化液的種類、濃度、分泌量等，只能夠零亂的去應付那些食物，以致在進食時，將使五臟六腑以及神經異常的疲勞。

對於現代營養學所倡導的飲食法，越是忠實的遵守，越是會加重五臟六腑與神經的負擔。

正因為如此，有很多遵守這種吃法的人，身體容易感到疲倦，膝蓋、腰部感到沈重、眼睛也會感到疲勞等。甚至有些人會併發肝、腎機能退化、癌症化、過敏性體質等的症狀。

現代營養學的飲食法，看起來很豪華豐富，不過當那些食物進入體內後，將轉變成無法收拾的垃圾，傷及體內的各臟器以及神經。

所謂營養學實在很難以支配人體內的自然秩序，不僅是無理，而且是一種違反自然的叛逆行為。

最好採取很自然的飲食方式，只要能做到這樣，體內的各種機能就會變成很正常，對於我們的健康將有很大的幫助。

以上各點，只要吃糙米就可以輕易的達到。

我們就來看看糙米被人體所吸收的例子。保護糙米的最外一層皮，有一部分將轉變成我們皮膚的構成材料。換句話說，糙米的表皮含有很多變成人體皮膚的成分。然而並非只有這樣而已。一部分將與糙米中心部的胚芽結合，變成紅血球、骨髓、遺傳因子等的表層膜。

就如此這般，糙米的各層不但能夠完成營養素彼此間的正逆分化，以及轉換，同時也會使臟器與神經的負擔降低到最小的限度。

也正因為如此，只要吃糙米，就能夠在短時間內調整內臟的機能，所以能夠解除便秘，增進我們的健康。效果比起每天吃三十種以上的營養食物還好。

糖質（澱粉・葡萄糖）在消化的過程，或者因為沒有完全燃燒而腐敗的話，將會變成乳酸。在激烈的勞動或者運動後，肌肉所以會感覺到疼痛，不外乎不完全燃燒所產生的乳酸（由糖質與老廢物所產生）無法被代謝，而滯留於肌肉組織的緣故。

乳酸有時也會變成疲勞素。為了不使乳酸變成疲勞素，非得有維他命B_1不可。

一百公克的糙米飯裡面，就含有〇・一六毫克的維他命B_1。這些維他命B_1的含量就足夠把糙米所含的糖質活性化，所以不會囤積疲勞素。

至於一百公克的白米中，則只含有〇・〇三毫克的維他命B_1，而且在被碾成白米的過程中，已經失去了各種的維他命與礦物質。因此，白米本身幾乎都

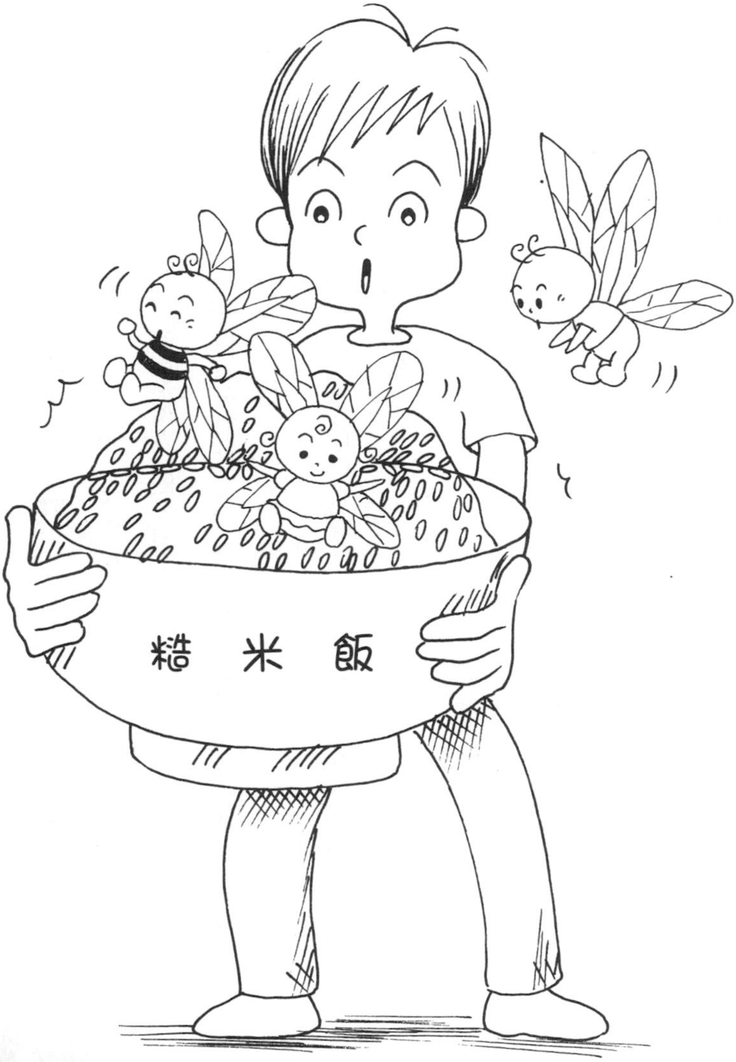
糙 米 飯

屬於糖質。

為了使白米被消化吸收，必需從體內或者其他的食品補充維他命與礦物質。所以，吃白米很容易囤積疲勞素，食用白米就等於在吃容易腐敗的東西。

糙米與白米雖然同為碳水化合物，但是它們在人體內的作用有很大的不同。食用精白米的人易有不健全的狀態、不健康，以致時常會鬧病，而需要醫療以及藥品。

大凡能夠滿足我們口腹之欲的食品，很可能在進入我們身體後，就會變成毒素。這一點是必需要理解的。

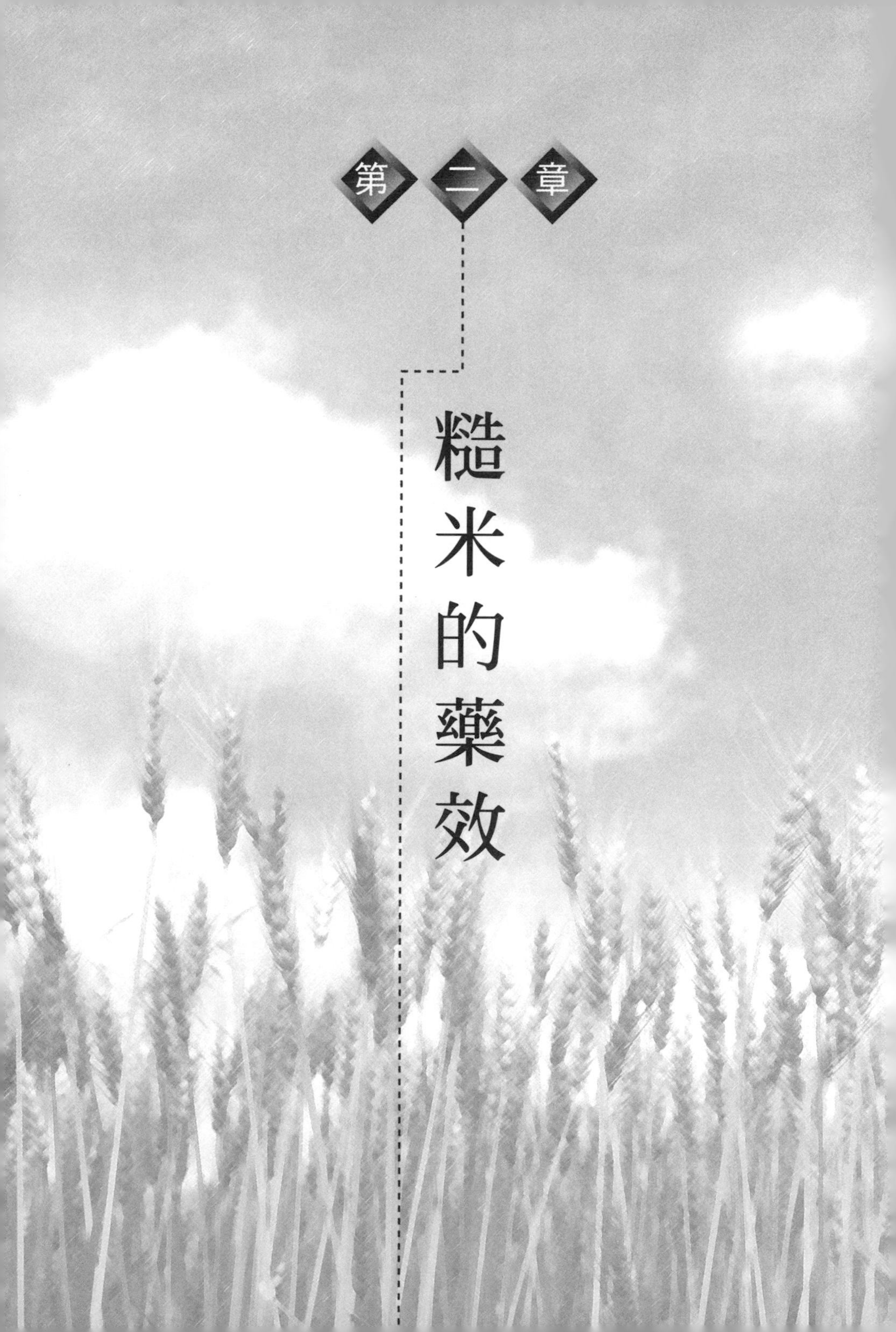

第二章

糙米的藥效

第一節　糙米能夠使血液變成潔淨

健康的身體必需有潔淨的血液，而健康的血液，非得有健全的紅血球不可。當紅血球中的鈉與鉀的比例為一比五時，人體就能夠處於很健康的狀態。

為了使紅血球中的鈉與鉀成為一比五的比例，應該如何去選擇食物？又應該採取何種的食法呢？

針對這個問題，專家們分析以及研究很多種類的食物，結果發現糙米的礦物質含量中，鈉與鉀是為一比五的比例。

這也是治好疾病、維持身體健康、遠離疾病的基本條件。這是非常重要的健康理論。

地球的自然生態系，一向以「遠心力」與「求心力」的平衡所成立著。

鈉與鉀為表現籃球中求心力與遠心力平衡的代表性礦物質。地球所以能夠以綠的生命衛星存在，就在於宇宙的求心力與遠心力的平衡。一旦這種平衡產生異變，生態系就會發生災禍。

因為這兩種的力量保持著宇宙的秩序，所以地球上的萬物方才能夠生存。求心力與遠心力的平衡，乃是萬物的生命賦予者，也是生命的規制者。

地球所以能夠在太陽系的軌道正確的運行，不外是全宇宙對地球的求心力與遠心力被規定為一比五的緣故。

號稱為「小宇宙」的人體也符合這樣的規定。換句話說，人體也被這兩種力量所牽制著。

所謂的「求心力」與「遠心力」又有什麼特徵呢？

所謂的「求心力」，乃是指從外到內的一種力量。而所謂的「遠心力」，乃是指從內到外的力量。

「求心力」由「凝集壓縮」；而「遠心力」則由「膨脹擴散」所象徵。

鈉是求心力的代表性礦物質，而鉀則是遠心力的代表性礦物質。因為鈉具有緊縮、封閉熱氣的特性。而鉀則是具有擴張、伸長、放熱，以及降溫特性的礦物質。

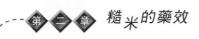

健康紅血球的求心力與遠心力的比例以一比五最為理想。原因是——紅血球欲在人體內發揮出最高機能的話，以收縮力與擴張力的平衡保持一比五最為理想。

人是不能不呼吸而活著的。這也表示——細胞不呼吸也無法活著。能使細胞呼吸的是紅血球。紅血球也對細胞運輸氧氣，並且輸出碳酸瓦斯。同時，紅血球也是構成人體，使人體發揮機能的最大生命元素。

紅血球狀態的良與否，將決定人體狀態的良與否。

舉一個例子來說，如果鈉與鉀的比例為一比七，或者在一比七以上，使遠心力佔優勢的場合，由於紅血球「膨脹擴散」的性質會居於優勢。因此由紅血球所形成的細胞與組織，將應著其組成形態，變成膨脹擴散的性質，而呈現出肌膚鬆弛、下垂、肥胖、怕冷等的症狀。於是很容易罹患相應的疾病，整個的體質也會傾向於陰性。

反過來說，鈉與鉀的比例為一比三，或者一比二的情況時，而使求心力佔優勢的話，那麼，將呈現出「陽性」特有的體質、氣質以及疾病。

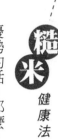

所謂一比五的比例，乃是「凝集壓縮」力與「膨脹擴散」力最理想的調和（中庸狀態）。

人體恆常健康的根本，必需依賴紅血球的鈉與鉀的比例具有調和性。紅血球的鈉與鉀的一比五比例，乃是人體的求心力與遠心力平衡的準繩。為了人體的健全，紅血球的鈉與鉀之比必需為一比五才行。

自古以來，糙米中的鈉與鉀的比例都為一比五。由此可見，糙米很適合於我們的體質。糙米的特性是——它很容易被轉變為紅血球。

相對的，現在白米的鈉與鉀的比例為一比一二・五。現在的白米含有太多使人體變成陰性的成分。正因為如此，現在罹患疾病的人也太多，而且屬於所謂「半病人」狀態的人更多。這些都是精白米所帶來的災害。

為了使血液潔淨，遠離各種疾病，並克服疾病，應該多吃些鈉與鉀的比例為一比五的糙米。

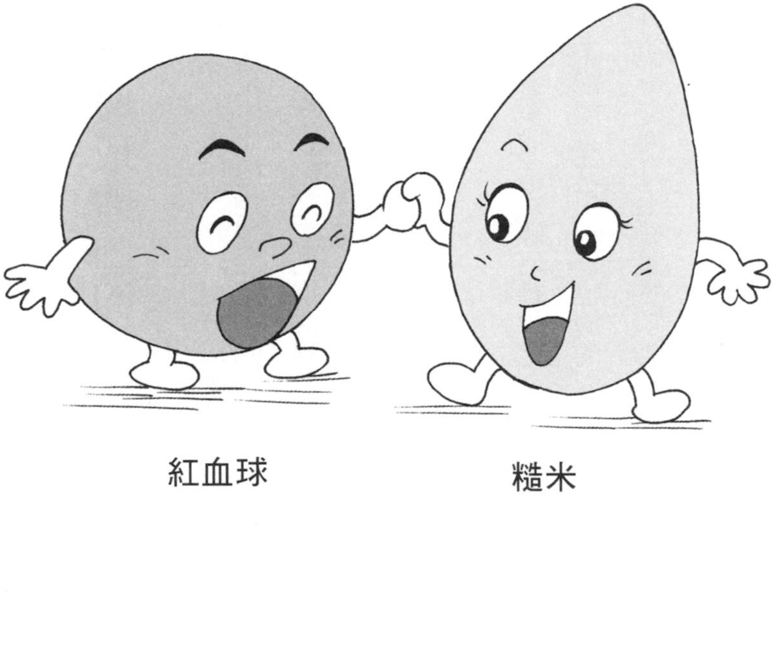
紅血球
糙米

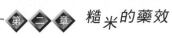

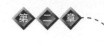

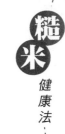

第二節　糙米能夠吸取體內的毒素

吃糙米的另外一種好處是——能夠清除體內的雜質。本來糙米所大量含有的纖維素，能夠吸取腸內的毒素，再把它們排泄到體外。

尤其是把糙米炒成褐黑色，再磨成粉末的話，表面積就會增大，使糙米的吸毒力更為強大。只要每天多吃一些，頑固的便秘也會痊癒，身體的健康也能夠增進。

糙米在炒的過程中，它會變成活性碳而結晶化。經過炒的糙米只會失去它所含有的水分（炒糙米研末泡成茶飲用，以治病的方法，將於後章敘述），但是糙米上會開出無數的小孔。這種小孔就能夠吸取種種的毒素。藉此治好種種的疾病。

到了最近，木炭很受到注目。它已經很廣泛的被利用於現在生活的各層面。

木炭能夠吸取室內的化學物質，吸取自來水裡面的石灰製成礦泉水，並且能夠吸取空氣中的濕氣，預防發霉，甚至可以吸附臭味，效果非常的廣泛。

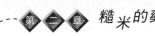

木炭所以具有吸附雜物的效果，也是它在經過燒的步驟後變成多孔質的緣故。炒烤後的糙米也會產生無數的小孔，能夠有效、快速的吸取毒素，作用就跟木炭一樣。

糙米炒過而磨成的粉末，含有很多所謂珪素的礦物質。美國的生理學者巴斯勒博士曾經進行了一次實驗。他以九百名病人為對象，給他們吃含珪素的纖維性食物，經過一個月後再檢查他們的身體。

結果得知——膽固醇的平均值降低了二六%，一直在服藥的三十八名糖尿病人中，有二十五名的血糖值大幅度的下降，以致再也不必服藥。

高血壓與動脈硬化會彼此的影響，而使老化加速，同時也可能引起腦中風或者心臟病。所以必須防範這些疾病的侵襲。

第三節　糙米能夠使唾液的分泌旺盛

吃糙米飯必需好好的咀嚼，正因為如此，唾液的分泌會變成旺盛，消化酵素以及荷爾蒙的作用會變成活潑，生理活動也會跟著變成旺盛。

因為吃糙米飯必需好好的咀嚼，所以能夠使下巴、齒槽骨、頭蓋骨、頭腦變成發達，血液、體液也會變成潔淨，這些效果都是多食用糙米所帶來的好處。

第三章

糙米最有效的吃法——製成糙米茶飲用

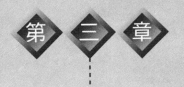

第一節　糙米茶能大幅地改善一切成人病

嫌煮糙米飯麻煩的人，不如喝糙米茶

最近這幾年來，糙米、雜穀米等的價值，再度受到各界的重視，在往日最冷門的「粗食」，再度抬頭，並且颳起了糙米健康旋風。

的確，比起我們日常食用的白米來，糙米具有更豐富的維他命、礦物質，以及食物纖維，對於預防與改善生活習慣病非常有幫助，為現代病、生活習慣病所苦的人，不妨試試。

不過話又說回來，一向吃慣白米的人，想突然地改為吃糙米，也並非是件很容易的事情。

有一些人為治療、生活習慣病，在服藥無效之下，改為吃糙米飯，但是遭受到挫折的人為數不少。

如果你也曾經試過糙米飯而遭受到挫折的話，不妨採取另外的一種方式。那就是喝自己製作的糙米茶。喝這種糙米茶可以加倍的吸收到糙米的營養，但卻不必耗費時間去做糙米飯。

所謂的「糙米茶」，乃是把糙米炒成半焦（呈為褐色），或研成粉末，以它來泡茶飲用。

如果採取這種方式的話，就可以在不必做糙米飯之下，每天攝取到糙米的營養。

因為糙米茶呈為液體後，容易被身體吸收。有些人因為消化力比較差，不適合吃糙米飯，如果你屬於這一類人的話，那不妨改飲用糙米茶。

喝糙米茶的好處，不僅能夠輕易的攝取到糙米的營養，根據各方面的研究，喝糙米茶還有很多的健康效果呢！

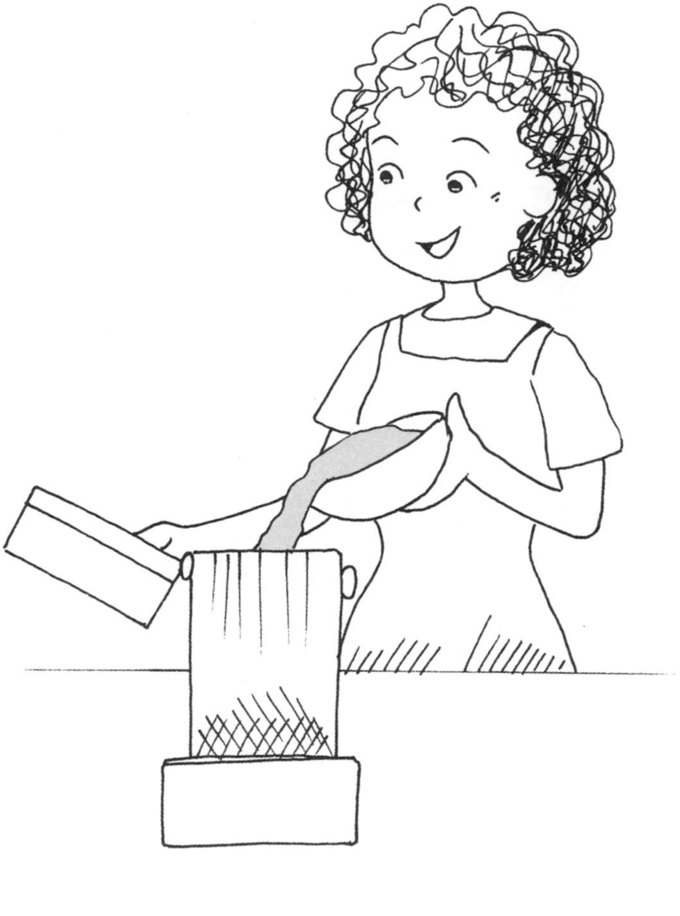

一杯糙米茶含有五億以上的乳酸菌

糙米茶卓越的藥效秘密在於——它經過煎烤的步驟。經過這一過程以後，糙米茶比起通常的糙米飯來，更具有治病，增進健康的效果。

糙米經過煎烤的步驟後，它就會被炭化（變成炭一般）。

一提起了炭，或許有些人會聯想到烤焦的東西而感到不安，深怕會罹患癌症。

不過，你別擔心這個問題。就以糙米茶來說，根本就沒有這方面的問題。

大家都知道，把木炭放入水裡的話，它就會吸取氯等有害的物質。糙米茶的作用就跟木炭一樣，能夠在腸內吸取有害的毒素以及病菌，使它們與糞便一起被排泄出去。

因為，炒糙米使它炭化的結果，所形成的無數小孔，將吸盡有害人體的細菌、病毒等等。

同時，在炭化糙米所形成的小孔中，也生息著無數的乳酸菌。

一杯糙米茶裡面含有五億以上的乳酸菌。由於這些乳酸菌作用，腸內環境就可以獲得整頓，而變成乾淨，自然就可以確實的改善便秘以及下痢。

喝糙米茶可獲得與運動相同的效果

喝糙米茶蔚成旋風後，有很多人憑著喝糙米茶的方式獲得了減肥的效果。喝糙米茶能夠減肥的理由並不難理解。能夠消除腸內屯積的宿便固然是原因之一，但是這並非唯一的理由。另外的一個理由是糙米所含有的——鎂以及鋅等礦物質的作用。

鎂以及鋅能夠補助人體內的酵素，發揮出對人體有益的作用。酵素的作用一旦變成活潑化，胃以及腸的消化、吸收力就會增強，所以具有提高代謝的效果。

消化力被提高後，脂肪的燃燒也會促進許多。脂肪大量燃燒的結果，肥胖的身體就會消瘦下來。所以雖然不曾從事運動，也可以獲得與運動相同的效果。

鎂的作用並非只能補助酵素的作用而已，同時也可以形成骨骼，並且具有防止骨骼疏鬆症的作用。

一提起對骨骼有益的成分，大家都會想到鈣質，但是只攝取鈣質而鎂不足的話，反而會變成骨骼疏鬆症。聽了這句話，或許有不少人會感到驚訝！

由此可見，最重要的一件事是——鈣質與鎂的攝取量必需保持平衡。

關於這點，糙米茶所含的鎂遠比鈣為多，正因為如此，可以彌補鎂的不足。

除此以外，糙米茶對糖尿病、高血壓也有效。也具有使膽固醇下降的作用，甚至還可以對耳鳴與重聽產生效果。

糙米茶的用途很廣泛，男女老少都可以飲用。

最難得的是不必動用很多的器具，可以在家裡自己動手做。

不過有一點必需特別注意，那就是糙米在經過炒與磨成粉末後，很容易氧化。正因為如此，最好不要一次做太多存放，最好在研成粉末以後，在兩、三天內飲用完最理想。

糙米茶能夠提高免疫力

如今，癌症佔死亡原因的第一位。癌細胞在轉移，增殖以後，病人就會痛苦的死去。可見癌是一種最叫人感到恐怖的疾病。

那麼，罹患癌症的人為何會死亡呢?事實上，癌細胞「作惡」而叫人死亡的例子，大約只有一%左右而已。

罹患癌症後，疾病會感到猛烈的疼痛。正因為如此，病患會感到緊張，而陷入恐慌中，以致吃不下任何的食物。在這個狀況之下，只好利用打點滴的方式補給營養。

但是打點滴畢竟不能與經口攝食的方式相比。

不以口攝食，而以打點滴替代的話，胃腸的功能將變得衰退。長久地持續下去時，全身的力氣將逐漸的消失，終至死亡。

同時，由於癌症都會叫病患感到疼痛，因此在癌的療病法中，免不了必需使用麻醉劑或者鎮痛劑。

使用抗癌劑治療時，由於這些藥物的副作用很強，最終會使免疫力降低，引起異常而死亡。

正因為如此，為了預防癌症的發生，以及不幸罹患癌症時，都必需使免疫力增強。因為這是決定生死的最重要因素。

到目前為止，放射線治療法仍然是最具代表性的癌症治療法，也就是以照放射線的方式殺死癌細胞。

不可否認的，這是目前最有效的治癌療法，也是癌症治療的主流，但是它有很大的缺點，那就是會奪走病患的免疫力。

而且有不少癌症的病患死於這種的副作用。所以，為了預防癌症，以及不幸罹患癌症而放射性治療時，為了避免免疫力的降低，最好養成喝糙米茶的習慣。

任何人都可以放心的飲用糙米茶

接受放射線治療而衰退的免疫力，應該如何的使它恢復並提高呢？以下是有關這方面的實驗。

專家們把老鼠分成三組。第一組老鼠餵以糙米茶，第二組老鼠則照射放射線，第三組老鼠在餵以糙米茶後，再照射放射線。

接著，再觀察牠們白血球（存在於血液中，司掌免疫系統的一種細胞）有何種的變化。

結果，第三組老鼠在照過放射線後，白血球的量雖然減少，但是在三十天後，牠們的白血球又增加到跟第一組的老鼠相同。

這一次的實驗顯示——對於抗癌治療所消失的免疫力，只要喝糙米茶就可以恢復。

這必定是糙米茶所含有的大量乳酸菌使腸裡的益菌活性化，以致使免疫力增強。

有不少消化力本來很衰弱的人，在喝了一段時間的糙米茶之後，不管是下痢或便秘皆已消失，胃腸變成健康多了。這也表示——免疫力已經被增強。

不喝咖啡的人，通常都是胃腸比較差。因為咖啡的刺激力比較強，喝了以後胃腸會感到不舒服的緣故。

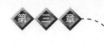

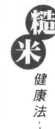

但是，糙米茶完全不含有咖啡因等的刺激物質，所以就算不敢喝咖啡的人，也可以放心的喝糙米茶。

糙米茶並非只對癌症而接受放射線治療的人才有卓越的效果，只要能夠每天持續的飲用，必定能夠預防癌症的發生。為了預防癌症，每天最好喝三杯以上的糙米茶。

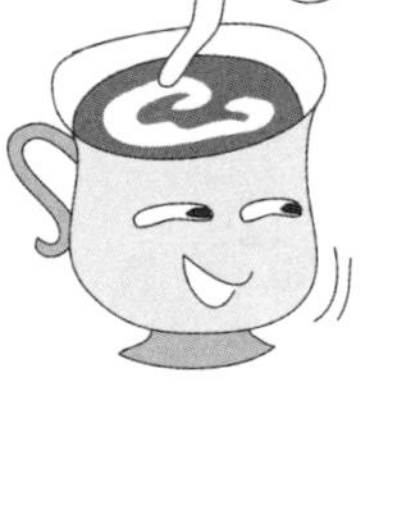

第二節　糙米茶的做法

【材料】

一天的分量為四大匙的糙米。一個平底鍋，一個盤子等的容器，鍋鏟，研磨機。

【做法】

1. 糙米不必洗滌，直接放入平底鍋裡，以弱火，緩慢的使用鍋鏟炒動。
2. 大約經過十五分鐘後，糙米就會變成褐色。不急，以弱火緩慢的炒動。
3. 約經過四十分鐘後，糙米就會冒出香氣，並呈咖啡般的顏色。
4. 四十分鐘後，關掉爐火，把炒好的褐色糙米放入盤子等容器，使它完全的冷卻。

以上成品，直接用沸騰開水沖泡飲用，即可得到相同的營養與功效。

5.把炒成微焦的糙米放入研磨機裡面，打成粉末。

6.把一小匙的糙米粉末放入杯子裡面，注入約兩百c.c.的熱開水即可飲用。

7.在飲用前需充分的攪拌。剩下的糙米粉末可放入密閉容器裡保存。

8.在每餐前喝一杯（約兩百c.c.）。

9.因為自製的糙米茶易於氧化，所以最好在做好的當天即飲用完。

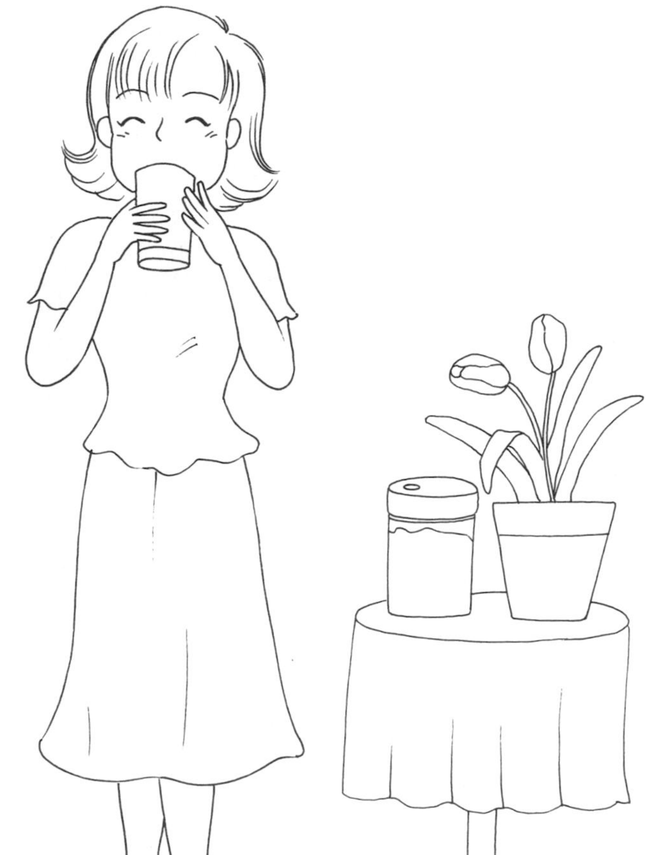

第三節　有關糙米茶的問與答

問

糙米茶可以跟藥物一起飲用嗎？有沒有副作用呢？

答

糙米是天然的食物，不可能有任何的副作用，請放心的飲用。就算是高血壓患者在服用降壓劑的人，或者因為糖尿病在服藥的人也可以放心的飲用。

問

每天做糙米茶實在很麻煩。能夠每次多做一些保存下來，分成幾天飲用嗎？

答

自製的糙米茶不能存放太久，很容易氧化，所以最好在做好的當天喝完，頂多不能放置兩天以上。

糙米茶在有機食品店、健康食品專賣店，及各大超市可以購買到。如果嫌自製麻煩的話，不妨使用市販的現成品。

問 **我一向不敢喝咖啡，喝糙米茶不成問題嗎？**

答 關於這一點，請儘管放心。因為自製的糙米茶不含咖啡因等的刺激物，就算胃腸再弱的人也可以喝。

第四節　糙米炒過後，維他命、礦物質都會增加

糙米經過炒的步驟之後，將會喪失相當量的脂肪與蛋白質，但是維他命、礦物質等的微量礦物質則不會消失。

炒過的焦褐色糙米主要成分為碳水化合物，將倍增焦褐色糙米的藥效，說起來實在很不可思議。

炒成焦褐色的糙米，就像放置於太陽光下曬乾的香菇、海藻、蘿蔔一樣，將使某些維他命、礦物質活性化，與生的時候完全不同。

因為炒成焦褐色的糙米，它所含有的維他命、礦物質會進一步的被強化，所以能夠發揮更大的藥效。看了炒成焦褐色的糙米之後，就不難察覺到它的矽含量特別的豐富。

所謂「矽」的礦物質，在自然界時常被當成乾燥劑的原料使用，它以石英

以及水晶的成分存在。

矽在我們人體裡一向擔任著舉足輕重的任務。對於血管以及心臟等的循環系健康來說，矽是絕對不能缺少的礦物質。

人體內的矽一旦缺少，就非常容易引起高血壓動脈硬化等的慢性病，又會增加心肌梗塞以及腦中風的危險。

人類為了維持健康，必需有體重十萬分之一的矽。雖然這是很微少的量，但是為了維持健康，仍然絕對不可短缺。

只要攝取含有矽的纖維性食物一個月，就能夠明顯的減輕體重，並且降低膽固醇值。

把糙米炒成焦褐色以後，矽以及維他命、礦物質就會被強化。這正是焦褐色糙米的藥效秘密之一。炒成焦褐色的糙米，在磨成粉末沖泡成糙米茶飲用時，還有一種作用，那就是具有「微小循環改善」的作用。

換句話說，喝糙米茶能夠使毛細血管（分佈於手腳末端的微細血管）的血行轉為良好。這也正是矽、維他命E等的礦物質在發揮藥效。

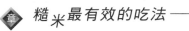

舉一個例子來說，在夏天吹冷氣一段時間後，手腳末端會感覺到冰冷。如果在這時喝一杯糙米茶的話，手足末端就會很快的就感覺到暖和。

有一些人因為體質屬於寒性，不僅冬天很怕冷，就是到了夏天也不怕熱。諸如這一類人不妨多喝一些糙米茶，待體質獲得改善以後，就不會再怕冷了。

逢到多吃油膩之物，或者吃太多，以致胃部感到沈重難過時，只要喝一杯糙米茶，很快的就能夠使脹氣消失，這實在是非常的不可思議。

糙米茶對胃潰瘍急性慢性的胃炎、胃以及十二指腸潰瘍也非常的有效。只要喝一杯，就具有止痛的效果。

糙米茶對於高血壓、糖尿病等生活習慣病也能夠發揮出相當的效力。那是因為——所謂的不溶性纖維以及遠紅纖維會淨化血液，使血液變成潔淨的緣故。

關於癌症方面，有所謂吃焦褐色糙米的民間療法。然而，關於為何有效？仍然不很清楚。不過根據最近的研究，值酸與阿魏酸很受到注目。

有些高齡者很在乎自己的口臭。關於這個問題也可以喝糙米茶的方式解決，因為糙米茶會吸取胃腸裡的腐敗物的緣故。頭痛也是以腸內的腐敗物為原因，

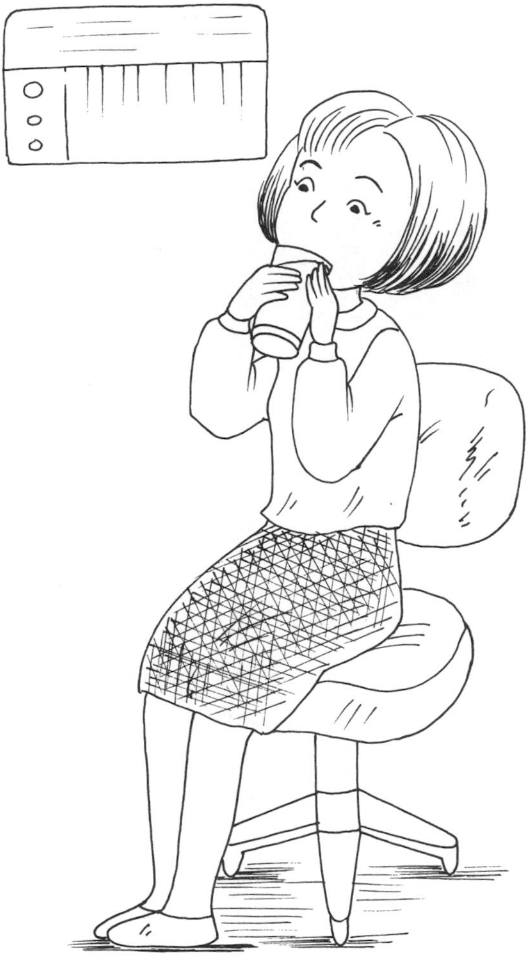

所以喝糙米茶也可以獲得功效。

甲狀腺機能亢進症為始，以及荷爾蒙的異常也可以矽的抗炎症作用獲得大幅度的改善。

感染風邪的初期，只要多喝一些糙米茶就可以簡單的治好。對於肝炎以及病毒性的病患，只要把糙米茶當成補助的藥湯飲用，亦可獲得效果。

高血壓病患大部分都肥胖，而又屬於高脂血症。血液呈為污濁而黏稠。由於多吃肉類、脂肪，少攝取纖維質之故，腸內的害菌增加，益菌的乳酸菌卻反而減少。

同時，害菌所製造的毒性物質會被吸收，進入血液裡循環。肝臟為了解毒會感覺到很疲倦。

諸如這樣，只要多喝一些糙米茶，腸內多餘的膽固醇、毒素就會被排除，而隨著大小便被排到體外。如此一來，血液就會變成潔淨，血管的內部也會隨著變寬，血壓也就能夠順利的下降。

第五節　飲用糙米茶治好疾病的實例

以下幾則實例提供讀者做參考。

實例

①肝功能大幅度地升高

45歲　男性

再也沒有宿醉的症狀，肝機能被改善很多

我一向離不開酒。正因為我生來就與酒結下不解之緣，所以有一個酒糟鼻子。單是以每夜的晚酌來說，我就要喝掉五百c.c.裝的啤酒。這種喝法猶感不足，還要加上一瓶葡萄酒才過癮。

以這種酒量來說，已經算是很驚人了。

可能是喝酒量太多，我的體態相當的臃腫。我的身高只有一六五公分，體重卻重達七十八公斤。

對於這種超過標準太多的體重，我也是感到無可奈何！一直想減胖。那時，我希望能夠減輕十公斤左右。

兩年前，我的一位同事在僅僅半年內就減輕了八公斤。他原本的水桶腰不見了，腰部緊縮了不小，看起來比減胖前整整年輕了十歲。

我問他到底如何辦到的？他的回答是喝糙米茶。

聽他如此說，我並沒有完全的相信。可是他也沒有騙我的理由呀！於是我決定試一試。

因為我的工作並不算很忙碌，挪出一些時間，自己做糙米茶還是可以辦到的。做好了以後，我立刻沖泡一杯試試，那種味道有點類似咖啡，但是並不苦澀。

大約喝糙米茶一個月以後，我感覺到自己不會再宿醉了。在這以前，我因為酒量太大，到了翌日，頭部總會感覺到昏昏的，就是一般所謂的宿醉。

但是在喝糙米茶一個月以後，就算我照舊喝兩瓶啤酒，再加上一瓶葡萄酒也不會有宿醉的症狀。

再經過兩個月以後，我做了一次健康檢查。檢查之後，方才知道肝機能的ＧＴＰ有了明顯的變化。

在一年前，我的ＧＴＰ高達二三一（ＧＴＰ的正常數值為五〇～六〇），如今已降低到一二二。

我雖然嗜酒如命，但卻很擔心肝功能會受損。經過這一次的檢查，我方才放下了心。

那麼，我就來說說如何的喝糙米茶吧！我在早晨起床之後，立刻著手炒糙米，待炒成稍焦後，再把它打成粉末，如此就可以用它來沖泡成糙米茶飲用。

大約喝了一個月以後，我感覺到自己再也不會有宿醉的現象了。

在以前，我在喝酒的翌日總是會感到頭暈。有一種昏昏欲睡的感覺，但是又戒不了酒，真是無可奈何。

萬萬料想不到，只喝了大約一個月的糙米茶，在喝酒的翌日，就再也不會發生宿醉的現象。而且頭腦變成清醒多。

在喝過糙米茶大約三個月之後，我又做了一次健康檢查時，方才知道有關肝機能的γ—GTP有了變化。在一年前接受檢查時，γ—GTP的數值高達二三一，已經下降到一二二。

我很高興自己能夠在喝大量的酒之下，肝臟的機能還能夠保持著那麼良好，所以我就不再擔心自己會罹患肝病。

利用糙米粉加入豆漿裡喝

那麼，我現在就來說說我是如何飲用糙米茶的。

在每天早晨，我都會到附近的豆漿店購買一大杯的豆漿，再加入兩匙的糙米粉，充分的攪拌之後再飲用。同時，我也忘不了給太太沖一杯。

到公司上班以後，每到上午的十點鐘左右，再沖泡一杯糙米粉茶飲用。到下午的三點鐘左右，公司裡的同事們都喜歡喝咖啡，可是我卻喜歡喝糙

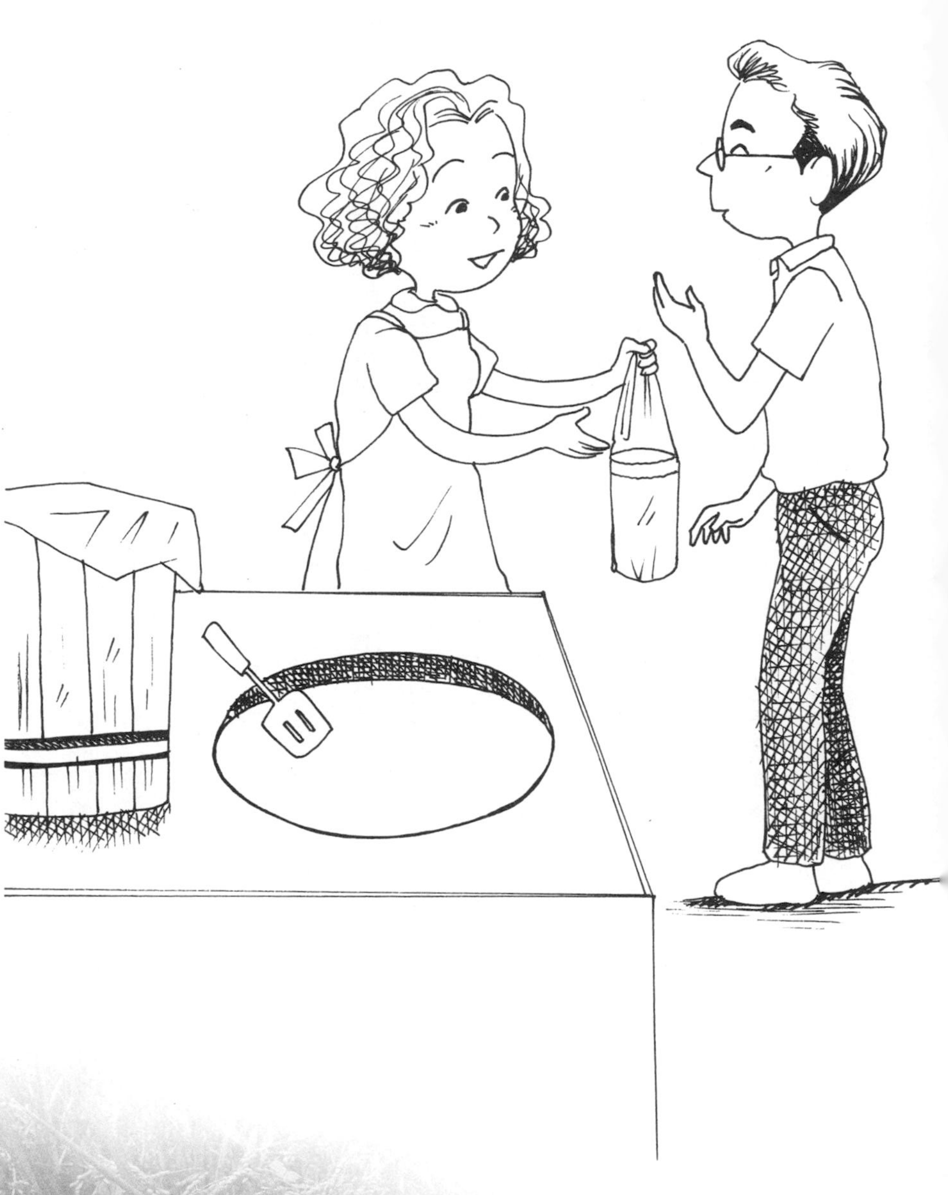

米粉茶，以它替代咖啡。在我的感覺裡，糙米粉茶的口感很好，味覺方面也屬於上乘。在往日我是不折不扣的咖啡族，如今我卻對糙米粉茶情有獨鍾。

到了最近，我肝機能的γ—GTP值又下降到九五，身體健康更上一層樓，就算我加班到九點鐘左右，身體仍然不會感覺到疲倦。

同時，我對於油膩的食物也不再感到興趣。開始變成喜歡吃比較清淡的食物。對於糙米粉加上豆漿的飲料，我是百喝而不會感到厭倦的。

喝糙米粉茶經過三個月以後，我感到自己的身體似乎變輕盈了一些，腰帶的釦眼也後退了兩格，隆起的肚皮縮進去不少。

我的太太也說，我月餅似的臉變小了一些，雙重下巴不復存在。站在體重器上面一量，方知體重整整減輕了七公斤。

這以後，體重還在緩慢的減輕。到了半年後，我的體重又減輕了四公斤，總共減輕了十一公斤。

我的收穫並非只有體重減輕十一公斤，肝機能值恢復正常而已，同時在這個期間內，我始終不曾感冒過。

〈醫生的話〉

肝臟負責解毒的工作。一旦由於大量的喝酒，而肝臟的功能減弱的話，麻煩就會來了！

喝糙米粉茶的情況，它能夠吸取與排出腸裡的毒素，所以能夠促進肝臟的功能，並且促進血液的循環。

實例

②腎機能完全恢復正常

48歲　女性

大約在三年以前，我在老公的慫恿之下，吃了一段時期的糙米飯。糙米的功能絕對不是蓋的！因為只吃了兩個月後，它就消除了我肚子周圍的脂肪，使我由水桶腰變成蜂腰。那時我就感覺到糙米具有無窮的威力。

不過話又說回來！糙米飯不像白米飯那樣的柔軟可口，它總是令人有一種硬邦邦的感覺，吃它時非充分的咀嚼不可。這種卯出全力的咀嚼，叫我感到很吃力。

若不充分咀嚼的話，消化就會大受影響。

正因為如此，我分明知道吃糙米飯的好處多，但是很難以持續的吃下去。

我正感到頭痛時，我那愛美的妹妹突然變了樣！在往日，她是不屑走進廚房的大小姐，如今，她卻開始在廚房忙碌。我好奇的探頭一瞧，原來她在炒糙米呢！

「妳幹嘛？炒那些糙米，它跟『美』扯上關係了嗎？」我如此一問，她說要做糙米茶，無非是它能夠治病，又能夠美容、減胖的緣故。

我聽妹妹如此說時，有一點心動。我認為——糙米茶比起糙米飯來，更容易消化，更不必用力去咀嚼，實在是很理想的一道藥飲。於是我決心試一試。

從這一天起，我也學妹妹，一早就炒糙米，做成糙米茶沖泡飲用。

我的喝法是——先把一茶匙的糙米粉放入茶杯裡，再加入一匙紅糖，利用大約兩百c.c.的熱開水沖泡。對於如此製成的糙米茶，我在早、晚飯前各飲用一次。

到了下午的三點鐘左右，我還會飲用一次。

自從放棄吃糙米飯後，我肚子周圍的贅肉又回來了。不過，開始喝糙米茶後，它們又逐漸的消失了！

到了我這種年紀，最擔心的事——莫過於肚子周圍的肥肉，如今它們又逐漸的消失，我當然感覺到很高興。

在五年前，我一向穿著十三號的成衣，想不到從那時開始，我就算很勉強的鑽入十三號成衣，但是拉鏈總是無法拉上。褲子的釦子再也扣不上。

不得已之下，我換穿十五號成衣。如此前後穿了兩，三年。到了今日，又能夠穿上十三號成衣了。

我腹部周圍的贅肉消失以後，體重就持續的在減輕。十個月後，本來六十五公斤的體重（身高一五六公分），減輕到五十二公斤，整整減輕十三公斤！

我最高興的一件事情，莫過於在喝糙米茶四個月後，身體脂肪率由三十一%降低到二十五%。然而，在這個期間之內我並沒有做任何的運動，更不曾改變飲食方式。

我想——這一定是胃腸的機能變成良好所帶來的好結果。我的腸部本來就很衰弱，因此長年以來一直在重複著下痢與便秘。但是在開始喝糙米茶後，下痢與便秘的症狀就不復存在了。

在三天以前，我去檢查血液時，我的血液年齡比實際年齡年輕了十多歲，那醫生如此的對我說：「血液年齡比實際年齡年輕兩、三歲的人並不稀奇，但是年輕十多歲的人卻很罕見……」我想——這也是糙米茶給我帶來的好處吧！

以前，我有所謂的更年期障礙，上半身感覺到很火熱，而下半身則感覺到很寒冷。

同時，腎臟的健康也很差，時常有浮腫的現象。

現在，我的腎臟再也不曾出過狀況，腎臟的健康狀態已經恢復到A級，叫我感覺到非常的安慰。

就連狗也蒙受到糙米茶的恩惠

對人類有益的食物，似乎對狗也有很大的好處。而且在效果方面，狗兒所獲得的功效，似乎比人類還快速呢！

我把糙米粉茶加入飼料裡餵狗兒。結果在不久以後，牠的毛髮就變成非常有光澤。本來肥胖的狗兒變成苗條不少。

想不到，糙米茶對狗兒的健康也有那麼大的幫助。有飼養狗兒的人不妨試試。

〈醫生的話〉

所謂的「血管年齡」，簡單地說，也就是指血管的柔軟程度。糙米茶能夠消除血液中的污物，並且消除膽固醇、動脈硬化，以及中性脂肪等，以保持血管的年輕。

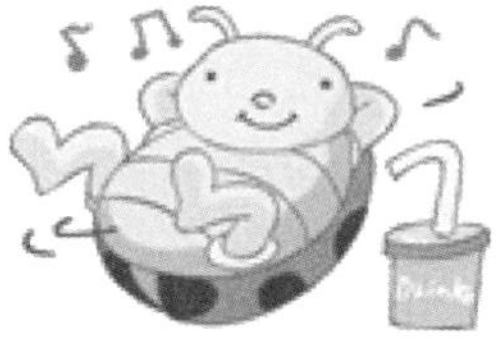

實例

③在沒有節食下，一個月減輕9公斤，腰圍縮短8公分

28歲 男性

在去年的春末。我為了參加壽險，而去接受健康檢查。萬萬料想不到，在血液檢查方面沒有過關。檢查所得的數值叫我非常感到意外！我做夢也不曾料到我的身體會如此的糟糕！

的確，為了工作每天都忙得不可開交，又有所謂的交際應酬，免不了要喝酒，有時甚至要到酒店談生意，難怪健康情形會日益的開倒車。

尤其是肥胖臃腫的體態，更叫我煩惱萬分！

當時，我的體重為八十公斤（身高為一六九公分）。在二十五歲以前，我的體重只有六十公斤上下。

想不到，僅僅在三年之後，就增加二十公斤的體重，變成了八十公斤。

一旦變成肥胖以後，就連想打扮得帥氣也不能如願。目前流行三—四個釦子的西裝上衣，我很想穿穿看。不過跟同事去逛百貨公司時，卻只有我一個人找不到合適的上衣穿。

我感覺到非常的失望，我雖然只有二十八歲，但是心境卻像一位四十多歲的歐吉桑一般，感覺到非常的難堪。

我正在苦思著如何減胖時，遇到了很久未謀面的大學同學。這位同學在念書時有一個諢號——「脂肪球」，由這三個字就不難想像到他有多肥胖。

想不到，時隔三年後的今天，他再也沒有了「脂肪球」的痕跡，變成很健康，起碼減掉了二十公斤體重。若非他先跟我打招呼，我絕對認不出是他。

他介紹我飲用糙米茶。還叫我如何的炒糙米，製成糙米茶沖泡成藥飲。我也聽說過——吃糙米飯能治病，對身體很有好處。可是我對糙米一向有偏見，我認為它必定很難吃，所以不想去嚐試。

不過，我第一次喝糙米茶時，就覺得它的味道很像咖啡，只是沒有咖啡的苦澀。

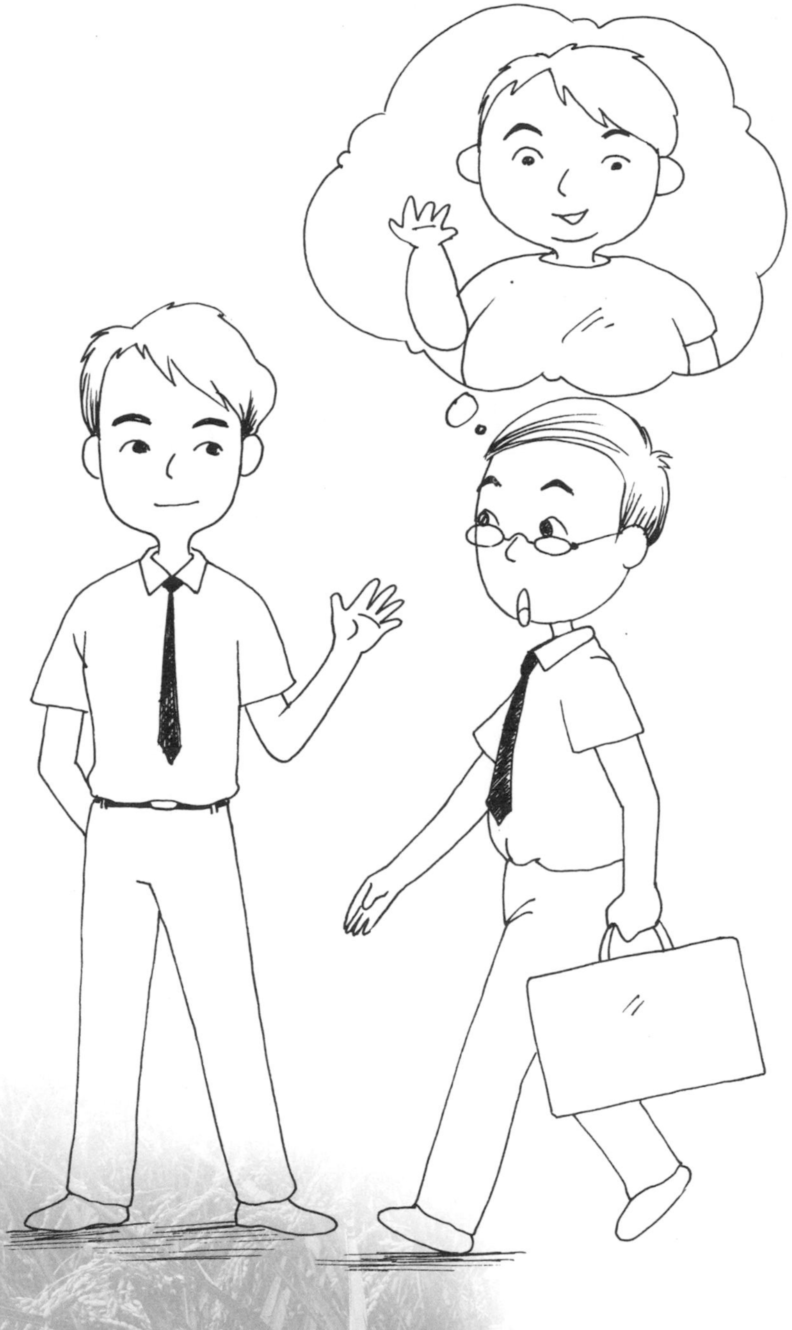

它喝起來沒有特別的味道，不甜也不澀，那種味道很吸引我。喝了一次就上癮。

只喝過糙米茶三天，記得當天我因宿醉而感覺到頭昏腦脹，感覺到非常的不舒服。那時我試著喝一杯糙米茶，想不到在經過半個小時後，宿醉的症狀就完全的消失了。

那時我以為這只是湊巧吧！

想不到在這以後，屢試不爽，只要為宿醉所苦時，喝一杯糙米茶，一切不舒服的症狀就會消失殆盡。

現在我已經百分之百的相信，那是糙米茶所帶來的功效，所以每天至少要喝三次的糙米茶。

我在三餐前各飲用一大杯。在白天裡，我口渴時就喝糙米茶，以它替代一切的飲料。

二個月內，腰圍就減少八公分

我如此的大喝糙米茶以後，在身體方面有了很大的變化。最為明顯的變化是——腰帶的釦眼往後退。結果在二個月以內，腰帶的釦眼往後退了三個，腰圍減少了八公分之多，體重減輕了九公斤！

在這個期間之內，我完全沒有節食，在飲食方面也沒有任何的禁忌，完全沒有勉強過自己。雖然如此，還是獲得如此的效果。

這以後，由於我得意忘形，體重又增加了兩公斤。那時我認為體重已經減輕了九公斤，所以不再積極的喝糙米茶，想不到僅僅如此，體重就再度增加。

不過，我的腰圍並沒有再變粗。光是這一點就值得慶幸了。

至今，我喝酒的習慣仍然沒有改變。而且仍舊在抽煙，想不到，我仍然能夠維持減胖後的體態。

今年，我再度參加健康檢查，結果很高興的獲知——上次沒有通過的血液檢查數值，這一回已經獲得通過。還有一點是——我臉上的黑斑變成很稀少。

這一點是我做夢也想不到的地方。

在喝糙米茶以前，每逢身體狀況不好時，我臉上的黑斑就會變成很濃。遇到這種場合，臉色也會變成很難看。

為了臉上的那些黑斑，我曾經塗抹過高價位的化粧品，但是始終不見效果。

想不到，喝糙米茶不僅改善了我的體態，增進了我的健康，還淡化了我臉上的黑斑，實在是很不可思議。

〈醫生的話〉

糙米茶能夠消除體內的毒素。正因為如此，能夠淨化污濁的血液，使皮膚上的黑斑消失。在炎熱的夏天喝糙米茶更有好處。因為它能夠防止紫外線的侵襲。

實例

④膽固醇與中性脂肪都恢復到正常值

36歲 男性

側腹部與背部的脂肪從褲子溢出

我還在上大學時，體態還算中等。那時我的體重為六十八公斤（身高一八〇公分）。想不到進入一家公司上班後，體重持續的在增加。

我的體重所以會一直在增加，不外是以暴飲暴食為原因。

自從學生時代起，我就是一個很喜歡吃的人。而且不管吃多少，肚子還是感到不飽，以致一直在吃個沒完。

在學生時代，我很好動，每天都在運動，因為消耗的卡洛里很多，所以我從來就不擔心「體重」這個問題。

可是進入公司上班以後，情形就完全不一樣了。

因為我在營養課工作，社交應酬是免不了的。喝酒的機會一增多以後，體重就一直線的在增加。

正因為如此，到了二十八歲時，體重已經增加到八十六公斤，身體脂肪率也達到二十六%。

因為身體上的脂肪實在太多，叫我感覺到有一些慚愧。尤其是側腹部的脂肪最多，一旦坐下來時，肥肉就會從褲子裡溢出來。

為了避免別人看到這種窘態，每逢必需坐下來時，我只好把腰帶放鬆，並且把釦子放鬆。

因為身上的脂肪實在太多，在二十五歲以前所購買的西裝褲一件又一件的不能上身，只好時常購買新的西裝褲。

那時，我已經變成了不折不扣的胖子，但是我完全不在乎。

到二十八歲參加健康檢查時，我的中性脂肪值、膽固醇值都超過正常值很多。醫生警告我說：「你該少吃一些，多運動一些……」但是我把醫生所說的話當成耳邊風，一點也不想減胖。

那幾年完全沈迷在吃喝玩樂上，完全沒有一般人所謂的危機意識。

瘦了十八公斤，身體脂肪減少到十二%

如此荒唐的我，一直到去年的冬天，方才痛下決心減胖。有一天，我在喝酒之後，面孔感到一陣火熱，頭部感到很昏沈，走起路來步履不穩，一直想吐，卻是吐不出來。到了翌日，仍然沒有恢復正常。

我去看醫生時，醫生為我量血壓。如此一來，醫生與我都嚇了一跳！因為我雖然只有三十五歲，最高血壓卻升高到一七〇，最低血壓也有一〇〇之譜。

醫生說，很可能是我喝太多酒，以及生活不節制，才會使血壓升高。他叫我少喝酒，最好減輕體重，否則一日變成真正高血壓患者那就麻煩了。

那時，我嚇了一大跳！生平第一次有了危機感。

一天，有一位前輩叫我試喝糙米茶看看。在這以前，我聽說過，吃糙米飯對健康有很大的幫助，但是所謂的「糙米茶」卻是第一次聽到呢！

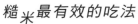

這位前輩又告訴我，糙米茶可以自己動手做，如果沒有太多時間，或者感到麻煩的話，則可以到超市或健康食品店購買。

我在市區逛街時，進入一家百貨公司的超市看看，輕易地就找到了糙米茶。

在早晨，我只吃兩片吐司，再喝兩杯以熱開水沖泡的糙米茶，如此吃完之後就去上班。

中午，我在公司的福利餐廳，吃跟其他人一樣的食物，並沒有任何的顧忌。

在晚餐的時間，我只吃兩片吐司（不加果醬之類），再加上兩杯糙米粉茶，就如此結束了晚餐。

如此的「小吃」對於一向大吃大喝的我來說，實在是太殘忍了一些。於今想起來，很可能是害怕高血壓的心理驅策著我如此的做吧？

在剛開始時，往往由於饑腸轆轆而睡不著覺，有好幾次想放棄如此自虐的作為，但是高血壓的陰影，促使著我一直做下去。

在那一個時期裡，為了分散饑腸轆轆的不好受，一星期到游泳池游泳兩次。

如此這般刻苦的生活，整整持續了二個月。

在第一個星期，我的體重減輕了三公斤。到了第四星期又減輕了兩公斤，到第六個星期又減輕了兩公斤。在一個半月裡總共減輕了七公斤。

這以後，體重仍然持續的在減輕，到了六月底；已經減輕到六十六公斤。

本來，高達二十六%的身體脂肪率，如今已經降低到十二%。

或許，由於在短時間內，減掉了太多的體重，以致身體變成有一些不耐熱。只好暫時停止減胖，以致體重又稍微增加。這是我在自願之下增加了些許體重，並非在減胖後又再度的胖了回來。

現在，我已經可以穿上以前的西裝。

前天，我又去接受健康檢查。這一次檢查的結果，醫生對我豎起了大拇指，說我的膽固醇、中性脂肪很明顯的降低，又恢復到正常值了。

冬季被號稱為不容易減胖的季節，但是我卻減了很多肥肉，由此可見糙米茶的威力。

我現在在經營一家小規模的健康食品店。因為我親身體驗了糙米茶的威力，因此我可以大力的向大家推薦糙米茶。

〈醫生的話〉

糙米茶為什麼那麼有效呢？因為糙米在經過煎炒的過程後，它將呈為炭狀，將腸內的毒素吸附，再把它們排泄到體外。換言之，它能夠在腸內發揮脫臭劑的功能。

正因為如此，體內多餘的東西就會被排泄出來，藉此達到驚人的減胖效果。

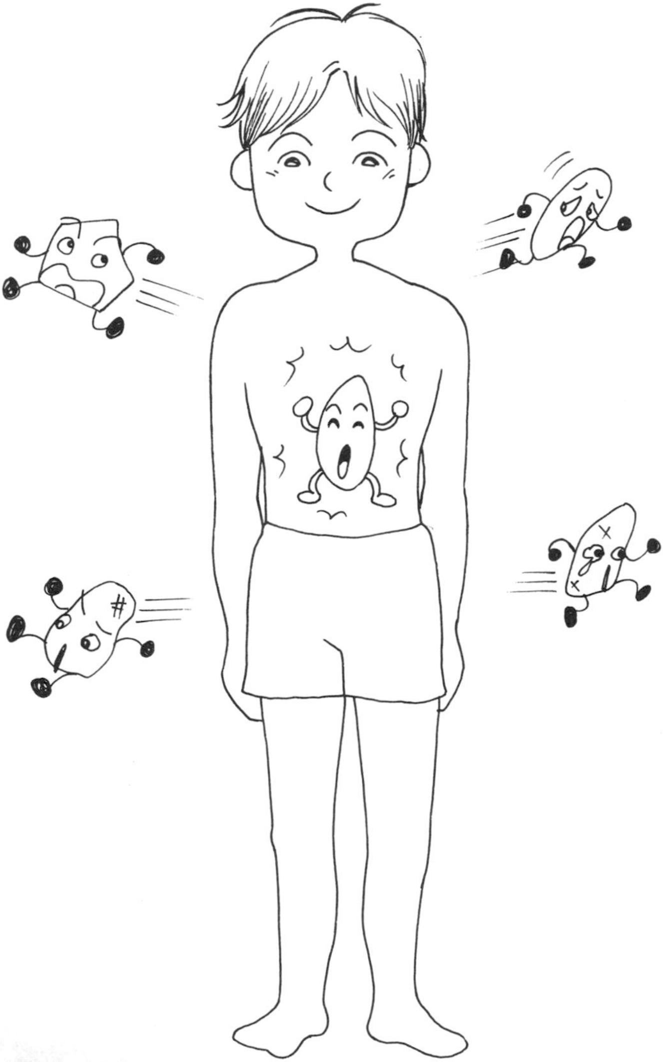

实例

⑤糙米茶具有「回春」的效果

45歲　男性

變成更為男性化，渾身都充滿力氣

距今兩年前，我在某種機緣之下，聽到一位食療專家說，喝糙米茶能夠增進男人的精力，同時也能夠增強力氣。老實說，我那時正處於人生的最低潮，一直生活於痛苦的深淵裡。

那時我並非很老，但是在性生活方面已經感覺到力不從心。很多跟我一樣歲數的友人，時常在有意無意之間，在我面前吹噓他們的性事。

我很厭惡聽那些話，這倒不是表示我想當正人君子，而是我跟太太同床異夢已經好幾年了。

我並非不愛自己的太太，只是心有餘而力不足，我時常為這件事感到憂心。

我的太太很賢慧，她為了這件事情，反而時時在安慰我。不過我看得出她眉宇間顯露出的那一股失望與寂寥。

有一天，太太買回來一小袋的糙米，在仔細的炒成半焦以後，再研成粉末，以它來沖泡成糙米粉茶，再叫我喝那一杯茶。

我喝了那杯太太沖泡的糙米茶後，感覺到它的味道有些類似不加糖的咖啡。它喝起來有一些苦味，但是並不難喝。

我不知道太太為何要給我飲用糙米茶。我問她時，她總是笑而不答，只說它對我的身體有好處。

我一向很信賴太太，所以就照著她的吩咐每天喝三次。在早，午，晚餐後各喝一次。

在喝糙米茶以前，我的手腳末梢都很冷，臉上極少有血色，做起事情來有氣無力，精神狀況一直很差。

在喝糙米茶大約一個月後，我感覺到自己的身體變成比以前暖和，臉上也一反過去的蒼白，時常會泛出紅潮，精神狀態變好很多。

體力方面也增強了不少。

大約再經過一個月以後，我失去已久的男性本能又回來了。看了太太的喜形於色，我感覺到很安慰。

除了男性的本能恢復以外，我那糟透的消化能力也明顯的轉好。在以前，我只要喝牛奶或者冰冷果汁，立刻就會下痢。叫我感到頭痛。

不僅如此，只要一、兩天不吃蔬菜，又會鬧便秘。如今，這兩種毛病都消失了。

而且腰帶釦眼也向後退了兩個。我的體重本來為七十五公斤，半年後則減輕到六十九公斤。

除了喝糙米茶以外，我並沒有限制自己的飲食，也不曾從事什麼運動，想不到減輕了六公斤的體重。

因為我喝糙米茶後，獲得了很多的好處，所以我就介紹一些朋友和同事也喝糙米茶。

他們在喝了以後，都異口同聲的讚說：「糙米茶真好，它使我恢復了男性機能，重振雄風……」

糙米茶也有補增血與淨血的作用。或許這一點與提高男人的性能力有關連吧？

反應比較快速的朋友，在喝兩個星期的糙米茶後，就很興奮的說：「春天來啦！」，而反應比較緩慢的人，也在一個多月後收到效果。

喝糙米茶之後，除了恢復男性的本能，亦能夠增進體力，建議大家不妨試試。

實例

⑥服藥無效的高血壓與高血糖值已恢復正常

40歲 男性

體重減輕以後，血壓與血糖值仍然居高不下

我的父母都有偏高的血壓，血糖值也相當的高。不知是否遺傳的關係?我的血壓與血糖值都偏高。

我在三十三歲參加健康檢查時，血壓就高達一九〇，最低血壓也有一一〇，叫醫生嚇了一跳！

不僅如此，那時我的血糖值也高達二六〇mg／dl，所以醫生宣佈我為糖尿病患者。

通常，在空腹時血糖值在一四〇mg／dl以上，食後兩小時的血糖值在二〇〇mg／dl以上者。醫生就會宣佈為糖尿病症狀。

回想在那時，我的飲食方式實在太離譜了！

當時，我每一餐的食量，足足有一般人的兩倍！一旦喝起了酒，每次都要喝掉一千c.c.的清酒。我想——我所以會吃那麼多，喝那麼多，無非是要排解忙碌所帶來的緊張、焦躁而已。

不過，長期持續這種飲食方式的話，不罹患成人病也難。無怪乎，那醫生會大訓我一頓！

那時，我的體重達八十三公斤（身高一六八公分），實在是太重了。

因為罹患糖尿病的緣故，我非常容易感到疲勞，一樓到三樓的樓梯再也不能一口氣就爬完，必需分成三段爬，而且氣喘如牛，爬到三樓後，一張臉就會發白。

到了這種地步，我再也不能不講求對策了。

我發起一念，決定要減輕體重。因為醫生對我說過，欲改善糖尿病與高血壓的話，先決條件是減輕體重。不減輕體重的話，一切的治療將形同白費。

在那一段時期裡，我儘量的克制自己的食欲，早晚到附近的公園稍微運動，並且放下了酒杯，再也不喝酒。

如此努力之下，好不容易減輕了七公斤體重。

萬萬料想不到，減輕七公斤體重後，血壓仍然偏高。最高血壓為一七〇，最低血壓為一〇〇。

醫生說，最低血壓偏高最為危險，因為偏高的最低血壓很有可能招致腦中風等的危險。

我聽醫生如此說時，感覺到非常的不安。一心在想著——如何才能夠使血壓降低。

血糖值方面也一樣偏高。雖然我持續的在服用醫生處方的藥物，但是血糖值也只能降低到二〇〇mg／dl，再也不能下降。

檢查值獲得大幅度改善，連醫生也驚訝不已

在兩年前，我聽過一位長輩提起糙米茶能夠治病。他說不管是高血壓或糖尿病，喝糙米茶都能夠收到效果。

剛開始時，我並沒有把這句話當真。不過，我聽說過，飲用糙米飯能夠治好各種疾病，因此，我認為試試也無妨。

自己做糙米茶或許會感到麻煩一些，不過只要能夠改善症狀，仍然有代價。所幸，我的太太答應為我做糙米茶。

做糙米茶前後大約需要一個小時的時間。

糙米必需在弱火之下炒大約四十分鐘，變成焦褐色時就可以離鍋。待冷卻後磨成粉就可以了。

我在早、午、晚餐前，各喝兩杯的糙米茶（一杯糙米茶，只要使用一匙糙米粉沖泡即可）。

遇有口渴時，我也喝糙米茶，再也不喝其他的茶水。如此算起來，每天大約喝一千c.c.。

就這樣經過一個月後，本來由於糖尿病的頻尿現象，每一個半小時必需排一次的尿，目前變成每三個小時排一次。

三個月後，再到醫院檢查時，醫生大感驚訝！

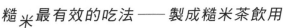

因為在服用藥物之下，一直不下降的血壓，已經很明顯的下降。

那時，我的最高血壓已經下降到一四〇，最低血壓也跟著下降到八〇。

血糖值方面的變化更大！因為它已經下降到一五〇mg／dl，距離正常的範圍已經很近了。為此醫生也大感驚訝。

不但如此而已，喝糙米茶對肝臟也有好處。

在這以前，我的ＧＯＴ（表示肝機能的狀態）為五〇ＩＵ，ＧＰＴ為一〇〇ＩＵ，兩者都偏高。如今兩者都進入正常值的範圍（正常值的範圍是——ＧＯＴ在八～三十八ＩＵ，ＧＰＴ在八～四〇ＩＵ）。

在以前，我只要喝一瓶啤酒，手掌上面就會浮現紅色的斑點。但是在肝機能轉好之後，就沒有那種現象。

喝糙米茶對減胖也有幫助。

我本來七十六公斤的體重，經過三個月後，減輕到六十九公斤。這時本來沈重的步伐也變成輕快。

我的腰圍也由九十公分變成八十六公分，以致褲腰變成很寬鬆，只好再購買新的西裝褲。

現在，我的身體狀況變成很好，不僅不容易感到疲倦，爬起樓梯也不再氣喘如牛。

由於血壓下降了很多，肩膀與頸部不再有僵硬的現象。同時一直很紅的臉部也恢復健康的顏色。

遇到血壓高的情況時，我非常容易動怒，如今我周圍的人都說：「你的脾氣變好了很多。」

遇到胰島素（調節血糖的一種荷爾蒙）的分泌不良，或者作用退化時，就會叫人罹患糖尿病。

分泌胰島素，使血糖值下降的是——位於胰島的β細胞。逢到這種細胞遭受到破壞時，就會引發糖尿病。

〈醫生的話〉

注射胰島素，只能夠一時的使血糖值下降而已。它並不能使遭受到破壞的胰臟恢復原狀。

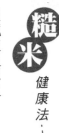

但是，喝糙米茶能夠使胰臟的β細胞再生，使胰臟再度恢復它的機能，所以能夠很有效的使血糖值下降。

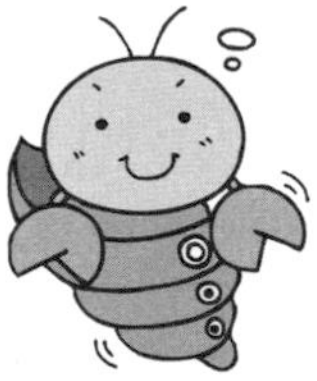

實例

⑦須注射胰島素的糖尿病，在兩個月內就獲得大幅度的改善

42歲 男性

因糖尿病而遽減七公斤

距今兩年前，我就發覺自己的身體很不對勁。有一次跟著大夥兒去旅行，遊覽車欲開動時，我突然感到胸部非常的不舒服，只好由朋友扶著下車，由朋友陪伴著搭計程車到醫院掛急診。

那一次，醫生對我說：「你的身體並沒什麼異常，沒有服藥或者打針的必要。不過，你要多多注意飲食，不要吃太多，最好別喝酒。」

這以後，我仍然過著平常一般的生活，並沒有減少食量，還是照樣在晚餐時喝酒。

在去年的十一月，我突然的消瘦下來。本來七十五公斤（身高一六五公分）的體重，僅僅在一個月內就減輕到六十八公斤，叫我嚇一跳！

同時，不僅是體重急速減輕而已，我也變成很容易感到疲倦。只要稍微運動一下身體，就會變成昏昏欲睡。以前能夠抬起五十公斤的貨物，如今連二十公斤難以抬起來。身體變成虛弱。

而且，夜晚在睡覺時容易流冷汗，一雙腳時常在抽筋，又有些微的浮腫。這些是以前不曾有過的現象，我感覺到緊張之餘，到醫院接受詳細的檢查。

在一連串的檢查以後，方才知道我的血糖值高達二八五mg／dl，所以醫生診斷為糖尿病（空腹時血糖在一四〇mg／dl以上，食後兩個小時在二〇〇mg／dl以上者，將被診斷為糖尿病）。

血色素AIC（表示必需長期管理血糖）的數值也有十・九％（正常值為四・三～五・八％）。

所有的這些結果都是我在自作自受。

原因不外是從五年前開始，我就暴飲暴食，吃太多油膩的東西，夜夜大灌

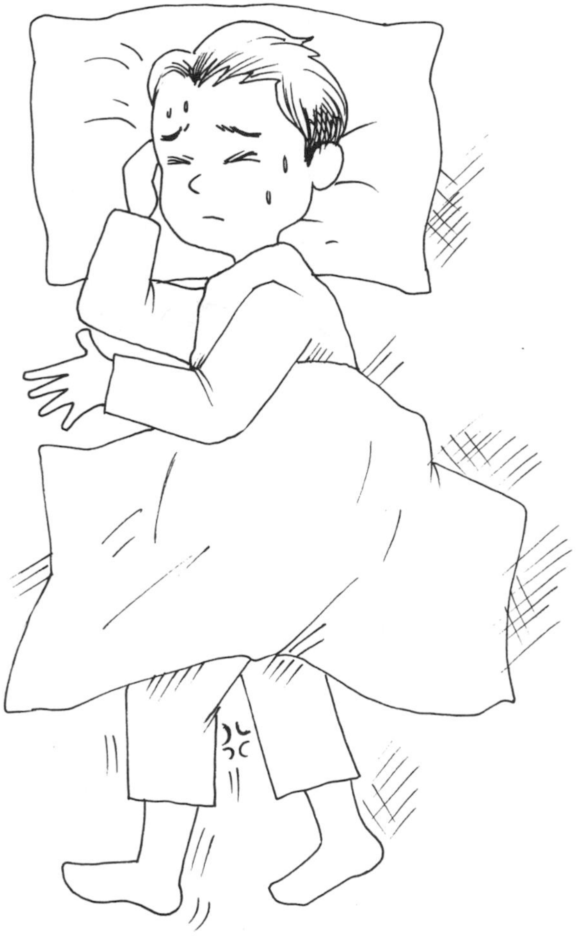

黃湯。而且工作雖然很忙碌，每夜卻睡得很晚。這等於是一種慢性的自殺行為。

我一向對自己的健康很自負，時常以「猛男」自許。正因為如此，聽到醫生說「糖尿病」三個字時，我卻腦際浮現了「死亡」兩個字。

因為，我不止一次聽到長輩們說，一旦罹患糖尿病，再也不可能好起來……這種的固定觀念使我倍感恐怖，認為自己八成活不成了。

從死裡逃生

那時，醫生都叫我注射胰島素。

但是我實在很不喜歡打針，所以要求醫生延後。

那時，我曾經對一位摯友提起自己罹患糖尿病這一件事情。他在仔細的聽過我的敘述之後，叫我不妨飲用糙米茶看看。

那時已經接近農曆過年。但是我只能乾瞪大魚大肉，再也不敢去吃它們了，為了克制糖尿病，忍耐著愛吃的衝動，只好改吃比較清淡的食物。

那時，我每天都要喝六、七杯的糙米茶。三餐前各喝一杯，遇到口渴時也只喝糙米茶，再也不去喝市售的加糖飲料。飲食方面有了大幅度的改革。

糙米茶實在相當的好喝。一天下來，我總是要飲用一千五百c.c.左右。

那種利用焦褐色糙米粉所沖泡的糙米茶，只沖一次實在太可惜。我總是沖泡兩、三次之後，再把那些糙米渣吃完，一點點也不浪費。

由於每天都喝不少的糙米茶，我的身體狀況日有起色，體力逐漸的恢復，精神方面也感到很愉快。

現在我又能夠輕而易舉的抬起五十公斤重的貨物，就是從一樓一口氣爬到五樓也面不改色。

經過一個月，再去接受檢查的結果，血糖值已經從二八〇mg／dl降低到一〇〇mg／dl，已經進入正常的範圍。

血色素ＡＩＣ也降低到七・九％。

在體重方面，已經從六十五・五公斤增加到七十一公斤。

再經過兩個月後，血色素的ＡＩＣ又下降到六・二％。而能夠預防動脈硬化的有利人體的膽固醇，也跟著從三十三mg／dl增加到四十二mg／dl。

原來糙米茶對減胖方面也有幫助。

我的體重已經增加到七十一公斤，所以不想再增加，關於這一點似乎很準確，因為時隔半年的今天，我的體重仍然維持著七十一公斤。

我聽人說，從白米飯改為吃糙米飯的人，最為明顯的特徵是——很自然的就不想吃太多，也不會想吃大魚大肉，關於這一點，喝糙米茶似乎也一樣，因為自從喝了糙米茶以後，我變成不想吃太多，也不想吃太油膩的東西。

光憑這一點來說，對身體就有莫大的好處。

在以前血糖值高的時期，我的性器包皮一帶老是充血，一直有出血以及疼痛的現象，叫我有苦無處訴。所幸，待血糖值降低以後，那種叫人尷尬的現象都消失了。

我經營一家建材行，每天接觸的人不在少數。因為糙米茶救了我，所以我也大力的向客戶推薦糙米茶。希望大家都能夠以喝糙米茶的方式克服疾病，並且維護健康。

實例

⑧消除了腦中風的威脅

58歲 男性

二十年的飲食療法，仍然不能使高血糖值下降

經過實際的體驗以後，我對糙米茶的效能，只能夠以「佩服」兩個字來形容。我試過很多種的食物療法，但是以「成效」來說，沒有任何的偏方能夠出其右。

我整整跟糖尿病戰鬥了二十年的歲月。在這個時期之內，我試盡了各種的食療法，但是都徒勞而無功，真叫我欲哭無淚。

想不到喝了糙米茶三個月之後，長達二十年的糖尿病竟然劃下了休止符！叫人大感意外。

有著同樣煩惱的人不妨試試。

我在健康方面最煩惱的一件事情，不外是血糖值太高。而且在三十六歲時，血糖值就直線的上升。

我也知道，糖尿病在惡化以後，將危及生命，叫人感到沒有明天。因為，它會招來胰臟炎、眼底出血，以及腦中風等可怕的病變。

我為了使自己的血糖值下降，幾乎能夠做的事情都試過了。我試過了偏方、草藥，以及食物療法。對於含卡洛里高的食物我都避免不吃，酒雖然偶爾會飲用，但是儘可能的減少飲用量。

諸如這種注意攝生的生活方式，我已經實施了整整的二十年，但是血糖值仍然停留於一四〇～一六〇mg／dl之間，從來就沒有下降過。

一直到三年前的某一天，方才從一位食療專家那兒聽到喝糙米茶控制血糖值的方法。

那位食療家說，糙米經過炒成半焦之後，其藥效將比吃糙米強大好幾倍。尤其是對於高血壓與糖尿病更為有效。

對於他的這種說法，我並非百分之百的相信。不過我聽說過吃糙米克服疾病的方法，既然同樣是糙米或許有效也說不定，於是我就決定試試看。

我自己炒糙米，而且還到藥房購買一些紙製茶袋，把炒好的糙米裝入茶袋裡面。

接下來，把兩個糙米茶包放入一千c.c.的水裡面，以弱火煮上大約七～八分鐘。

如此煮好的糙米茶待冷卻後，裝入瓶子裡面，分成早、午、晚三次飲用。喝的時間都是在飯後。因為糙米茶的味道很不錯，很適合於我的口味，所以我一直持續的在喝。

三個月內，血糖值就恢復正常

在那一段日子裡，每隔兩個月，我就要檢查血液一次。

在喝糙米茶以前，每次的血液檢查都叫我失望，因為血糖值總是不下降。

不過，自從喝了糙米茶後，血糖值就慢慢的下降了。那些糖尿病特有的症狀——諸如口渴、容易感到疲倦、皮膚發癢等都日漸消失。

三個月後，血糖值已經下降到一一〇mg／dl。

不管我試盡了各種方法，小心的注意飲食，從未下降過的血糖值，竟然下降了！糙米茶的效果實在叫人驚訝不已。

很可能是糙米茶對健康方面很有幫助吧！我在喝糙米茶三個月後去接受身體檢查時，舉凡血壓、膽固醇、肝機能等的數值都很正常。

如今，我的血色看起來很好。一看就知道是一個健康的人。再也沒有蒙著一層疾病的陰影。

我唯一煩惱的高血糖值，好不容易進入正常的範圍，使我二十年來第一次從糖尿病的陰影中走了出來。這也是糙米茶最大的功德。

〈醫生的話〉

有不少血糖值很高的人，雖然很小心飲食，嚴格的實施食物療法，但是血糖值仍然不下降。

原因之一，為分泌胰島素的胰臟細胞已經壞掉的緣故。

糙米茶不但能夠使胰臟再生，同時也可以從根本改善糖尿病。

除此以外，喝糙米茶也能夠使中性脂肪減少，使有益人體的膽固醇增加。

可以說是能夠克服成人病的一種茶飲。

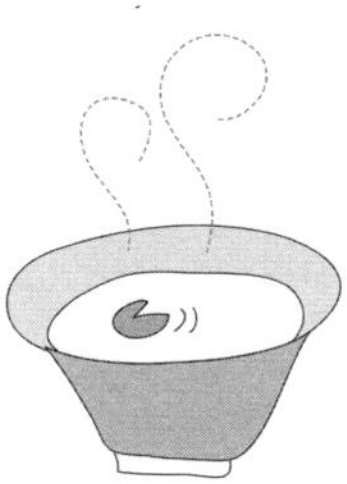

實例

⑨化膿已久的雞眼竟然痊癒了

35歲　女性

雞眼在開刀後化膿

在去年的年底，也就是快要過農曆過年時，我發現自己在腳的腳跟長了一個雞眼。

起初我認為雞眼不是什麼大病，所以一直沒有去管它。想不到它的疼痛日益的加深，所以到了三月時，變成又腫又痛，就連走路也感到非常的困難。

長在我腳跟的那個雞眼，長著刺一般的根，實在叫人疼得受不了！

走路感到相當困難時，我只好一拐一拐的到醫院看醫生。看到那個不尋常的雞眼時，醫生說非開刀不可，否則的話將演變到不可收拾的境地。

我只好接受醫生的建議，利用外科手術的方式摘除那個作惡多端的雞眼。

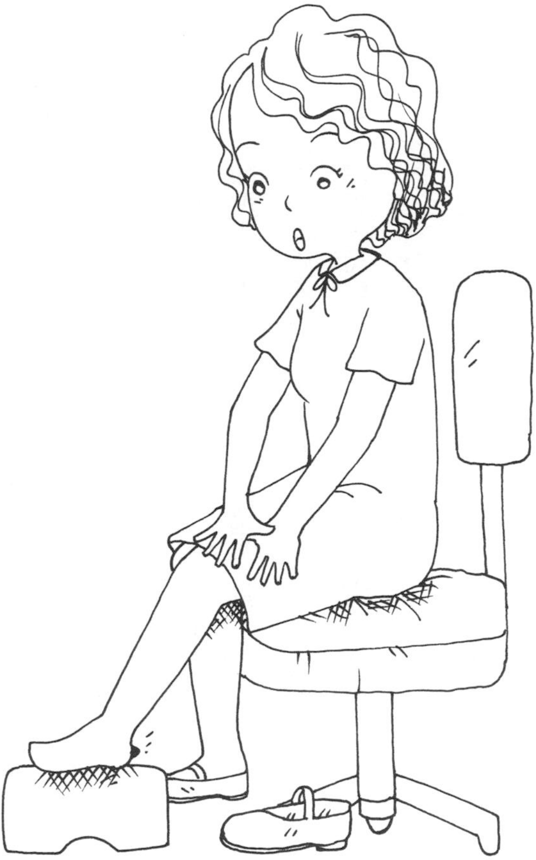

開刀後，為了避免細菌感染。我一向非常的小心。同時，每天都到醫院換藥。

大約一個月後，患部長出了一層薄皮。

醫生對我說已經沒有問題，取掉了紗布，但是仍舊叫我塗抹他給我的藥物。想不到，只經過兩～三天後，本來長雞眼的地方紅腫了起來，接著又化膿，而且腫痛得叫我難以走路。

整整經過了半年之久，雖然我持續的塗抹醫生給我的藥膏，仍舊無濟於事。在那一段期間內，我走起路來一拐一拐的，腳跟很疼。

有一天我妹妹來訪，她看到我跛著腳走路時，問我到底怎麼了。我摘除雞眼後，腳跟化膿、浮腫，整整半年，塗抹醫生給的藥膏也無效的情況敘說了一遍，我妹妹說：「姊，妳就使用糙米粉塗抹看看！」

最初，我半信半疑，不過，當我取用一些糙米粉，把它加水呈糊狀後，塗抹於腳跟時，竟然感覺到很舒服。

繼續利用糙米粉糊塗抹一個星期後，原本一直在重複著化膿、紅腫以及疼痛的腳跟，逐漸的在消腫，終於不再化膿，發炎的狀態也消失。

塗抹一個月後，不僅沒有了化膿、紅腫的現象，同時疼痛也消失，腳跟又長出了新肉。不久後，就恢復了正常。

如果不是我親身體驗過，我絕對不會相信糙米粉具有如此的神效。叫我痛苦了半年之久的「割雞眼的後遺症」，在塗抹糙米粉後，很快的就痊癒了。

〈醫生的話〉

糙米粉具有吸取毒素的作用，所以能夠把患部的毒素吸盡，當然就能夠治好「割雞眼的後遺症」。

吃糙米尚健康Ⅱ－糙米茶更有效

編著／李承翰
主編／羅煥耿
責任編輯／唐坤慧
編輯／陳弘毅、李欣芳
美術編輯／錢亞杰、鄧吟風
出版者／世茂出版有限公司
發行人／簡玉芬
地址／台北縣新店市民生路十九號五樓
電話／（〇二）二二一八三二七七
傳眞／（〇二）二二一八三二三九（訂書專線）
（〇二）二二一八七五三九
劃撥／一九九一一八四一
單次郵購總金額未滿五〇〇元（含），請加50元掛號費
酷書網／www.coolbooks.com.tw
登記證／登記局版臺省業字第五六四號
電腦排版／辰皓國際出版製作有限公司
印刷／祥新印刷股份有限公司
初版一刷／二〇〇二年九月
十一刷／二〇一四年八月
定價／一六〇元

國家圖書館出版品預行編目資料

吃糙米尙健康．2，糙米茶更有效 ／ 李承翰編著．
-- 初版．　臺北縣新店市 ： 世茂，2002 [民 91]
面；　公分

ISBN 957-776-397-9(平裝)

1. 食物治療　2. 健康食品　3. 糙米

418.91　　　91014145

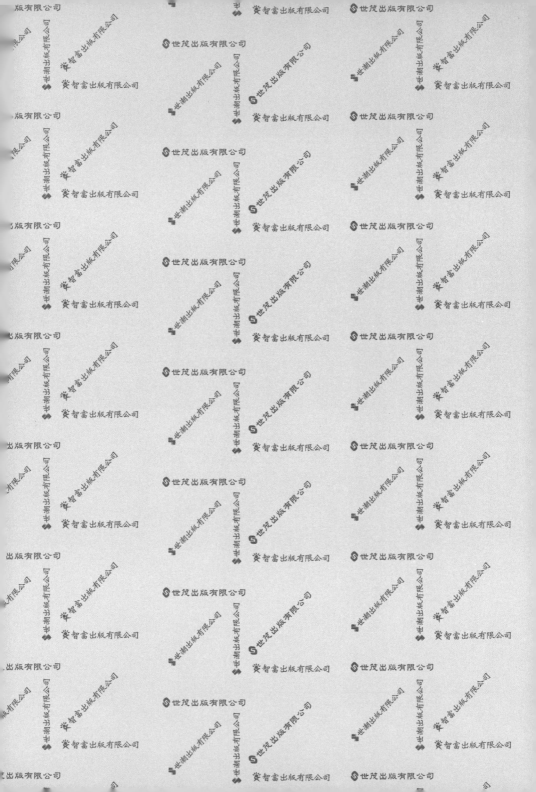